Terapia de polaridad

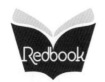

Terapia de polaridad

Marion Pegouret

esenciales

ROBIN
BOOK

La salud no compete únicamente al cuerpo: es la expresión natural del cuerpo, la mente y el alma cuando están en el mismo ritmo con la Única Vida. La verdadera salud es la armonía en nuestro interior, que consiste en paz mental, felicidad y bienestar.

Randolph Stone

© 2018, Marion Pegouret

© 2018, Redbook Ediciones, s. l., Barcelona

Diseño de cubierta e interior:Regina Richling

ISBN: 978-84-9917-529-4

Depósito legal:B-12.600-2018

Impreso por Sagrafic,
Pasaje Carsi, 6
08025 Barcelona

Impreso en España - *Printed in Spain*

Índice

Introducción

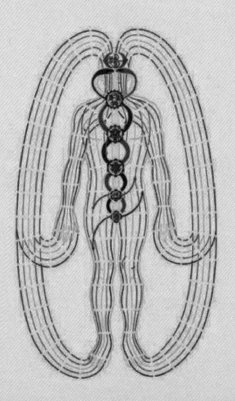

La polaridad es la terapia consistente en armonizar la energía vital en el organismo humano. Pero, ¿qué significa esto concretamente?

El doctor Stone desarrolló esta práctica en 1945 y desde entonces no ha dejado de ganar adeptos. Se trata de un acercamiento suave y holista al concepto integral de salud. Y el objetivo es permitir que la energía circule libremente por el cuerpo humano mediante un proceso de armonización entre el cuerpo energético, el Universo y su fuente primigenia, el fluido vital que circula por todo organismo o ser viviente.

Cuando la energía no circula al ritmo adecuado, se produce un desajuste, un desequilibrio, y el cuerpo deja de funcionar correctamente, produciéndose enfermedades y deterioros en distintas partes del organismo.

Todo en la vida es polaridad: el día y la noche, arriba y abajo, verano e invierno, riqueza y pobreza, salud y enfermedad, vida y muerte. Para que exista movimiento en la vida es preciso que las fuerzas centrífugas y centrípetas actúen. Y en las personas no deja de suceder lo mismo. La energía vital que circula por el organismo necesita ser activada, que circule de un polo a otro pasando por una zona neutra. Cuando el cuerpo energético está despolarizado, el flujo vital sufre una perturbación, y la persona se halla en un estado de pérdida de energía.

Marion Pegouret

La terapia de polaridad no surge de la nada. Es la síntesis de conceptos primarios de tres medicinas tradicionales: la hindú, la egipcia y la china. Sus raíces se remontan a los principios de la medicina ayurvédica que fundamenta su razón de ser en la circulación de la energía vital. A partir de ahí, el doctor Stone pone las bases de su filosofía a partir de cinco grandes principios que se irán desarrollando en este libro.

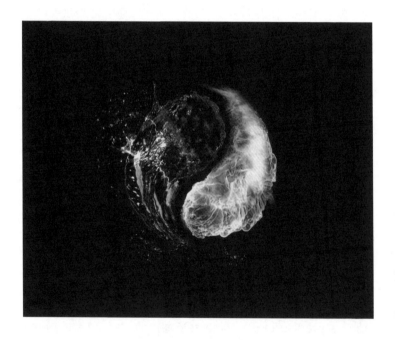

Por un lado las manipulaciones que se pueden recibir por parte de un terapeuta formado al respecto. También los ejercicios energéticos, la actitud mental, la energía del pensamiento y, por último, la alimentación y el amor. Este último concepto, asociado a una dieta adecuada, es la razón de la ser de la vida, lo que mueve a las personas hacia un ideal y que relaciona todo lo demás.

Ser responsable de la propia salud, gozar de bienestar físico y mental, significa actuar sobre la actitud mental, sobre el pensamiento creador, sobre los actos de amor que realizamos para con los demás, pero también sobre la nutrición, el trabajo energético y las manipulaciones que armonizan la energía vital. Solo así se consigue inscribir nuestro nombre en un proceso de autocuración y de evolución personal.

1. Principios básicos de la terapia de polaridad

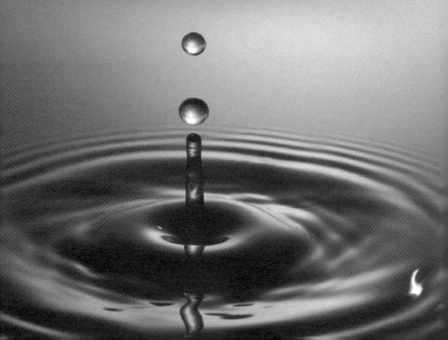

Toda vida es una expresión de energía en movimiento que emerge y retorna de una fuente central unificada de energía vital. En Oriente, esta energía se denomina con los nombre de prana, ki o chi. Su función es vitalizar todas las funciones fisiológicas del cuerpo.

Este modelo de energía es anterior a la estructura física, por tanto hay que concluir que la estructura refleja siempre lo que hace la energía. Si la estructura se ve distorsionada por una lesión o enfermedad, significa que también queda distorsionado el modelo de energía.

Lo más normal es que se trate de buscar algún tipo de corrección física pero se deje de lado el reequilibrio del modelo de energía. Pero el desequilibrio energético continuará y por tanto seguirá distorsionada la estructura, por lo que la curación no será completa.

La terapia de polaridad tiene como fin dar curso libre a la energía y equilibrar el flujo de la misma para que pueda tener efecto la curación natural. El ser humano tiene un sistema de energía de naturaleza electromagnética. La terapia de polaridad puede definirse como la técnica que trata de causar un efecto sobre este sistema en patrones específicos de flujo. De esa fuente central emerge la energía mediante un pulso positivo que se separa en dos polaridades opuestas, un movimiento positivo hacia fuera a través de un campo neutro y un pulso negativo de regreso. Esta

Marion Pegouret

relación dinámica de atracción y repulsión hacia el núcleo neutral o fuente es la base del principio de polaridad.

Esta energía recorre el cuerpo por entero, no solo en su superficie. La energía vital fluye verticalmente, horizontalmente y en espiral, desde arriba hacia abajo y desde el centro hacia fuera. Y fluye de polo positivo a negativo. Es algo similar a lo que ocurre con la energía electromagnética, aunque la energía vital sirve para un fin diferente.

En el costado derecho fluye descendiendo por la parte anterior del cuerpo, ascendiendo por la parte posterior; en el lado izquierdo sube por la parte anterior y baja por la posterior. Cada una de estas corrientes se relaciona con un elemento determinado: éter, aire, fuego, agua o tierra.

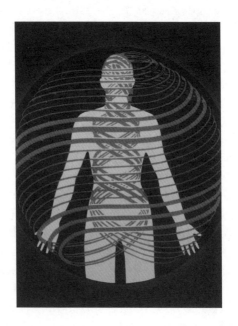

- La energía parte de una fuente en una expansión positiva.
- Este impulso genera energía en forma de polaridad, o energía (+) y (-).
- Esta energía encuentra se encuentra completa en la forma y expresa sus relaciones de algún modo (electricidad, materia, energía atómica, dolor, pensamiento, etc.).
- Una vez completa, la pauta energética se agota en la creación de la forma y vuelve a ser atraída hacia la fuente por medio de una fuerza negativa y receptora.

En el cuerpo humano, la cabeza es el polo positivo y los pies el polo negativo; de igual manera el lado derecho del cuerpo es positivo, y el izquierdo el negativo. Cada articulación es neutra y permite el paso de las corrientes de energía que cargan la polaridad. La polaridad es el principio de atracción y repulsión en todos los campos de la vida. Es como el imán de la vida y el movimiento.

Toda la vida del hombre, su felicidad… su bienestar, dependen de su equilibrio rítmico de relaciones fuera y dentro de él.

El Universo con todo lo que hay en él es polar. Todo ente posee 'polaridad' (día-noche, arriba-abajo, etc.) También sabemos que todo es energía y que dicha energía posee los dos polos (+/-) y un neutro. Para entenderlo, podemos volver al ejemplo del imán y así podemos comprobar:

- que uno de sus polos atrae y el otro rechaza;
- y que si este imán lo partimos en dos, cada una de estas nuevas dos mitades manifiestan las mismas características de atracción y de rechazo.

La terapia de polaridad trabaja desde este enfoque, y así:

- la energía del polo positivo (+) es todo lo que representa expansión, proyección y actividad.
- la energía del polo negativo (-) representa contracción, recepción e inercia; y, proporcionando el equilibrio y el espacio integrador, está lo neutral.

El principio de polaridad: estructura energética corporal

El principio de polaridad explica el fluir de la energía en todas sus fases y niveles de la vida. Todas las fuerzas obedecen al mismo principio. La energía fluye a partir de una fuente neutra en forma expansiva y con una polaridad positiva se mueve hacia la periferia. Una vez agotado el impulso primario, la energía vuelve a la fuente con una polaridad negativa.

Es decir, la energía en su fluir forma siempre un circuito entre dos polos, uno de repulsión de polaridad positiva y otro de atracción de polaridad negativa, buscando siempre el equilibrio en un polo neutro.

Todo tiene su opuesto: arriba y abajo, izquierda y derecha, hombre y mujer, día y noche, futuro y pasado, bueno y malo, inspiración y espiración, enfermedad y salud, etc.

El cerebro del ser humano tiene dos hemisferios; la circulación sanguínea, la respiración, el intercambio hormonal, tienen las funciones polarizadas. Muchos de los órganos del ser humano se hallan por duplicado: dos brazos, dos piernas, dos pulmones, dos riñones…

El cuerpo se puede dividir en tres zonas por las que fluye la polaridad: en la cabeza y cuello será positiva, el tronco será neutro y las extremidades tendrán polaridad negativa. Cada parte debe considerarse como una unidad, cada una con su respectiva polaridad. Todo el cuerpo muestra también zonas reflejas que en realidad son vínculos energéticos entre diferentes partes del cuerpo. Cualquier estructura corporal o función mental tiene infinidad de reflejos que sirven de base para el tratamiento.

- El polo norte del cuerpo tiene carga positiva, esta área va de la clavícula hacia la cabeza y está asociada con una energía estimuladora.
- El polo sur del cuerpo tiene carga negativa. Esta área del cuerpo va de las caderas a los pies y está asociada con una energía receptiva.
- El polo medio del cuerpo es la zona neutra. Esta es el área entre la clavícula y las caderas incluyendo las manos y está asociada con el equilibrio y apaciguamiento de la energía.
- La columna vertebral tiene una carga positiva desde la C1 a la T1; una carga neutra de T2 a T9 y una carga negativa de T10 a L5.
- Los puntos neutros del cuerpo son creados por un entrecruzamiento de corrientes de energía que cambian de positivo a negativo y viceversa. Los puntos neutros son todas las coyunturas, el ombligo, los chakras y la línea central en medio del cuerpo.
- El lado derecho del cuerpo tiene una carga positiva así como la mano derecha. El lado izquierdo y la mano izquierda tienen una carga negativa.

- Cada dedo tiene una carga diferente: el pulgar es neutro, el índice es negativo, el cordial positivo, al anular negativo y el meñique es positivo.
- La parte anterior del cuerpo está cargada negativamente y la parte posterior positivamente.
- Los pulgares se pueden utilizar juntos o combinados con otros dedos al hacer contactos.
- Los dedos medio y meñique son útiles para músculos tensos y favorecen su relajación.
- Los dedos índice y cordial son útiles al trabajar con tejido flácido.

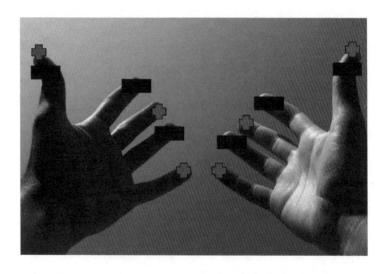

La energía se organiza en diferentes patrones o formas. El primer patrón es el llamado patrón natal que se forma en el momento de la concepción, cuando interviene el semen (la fuerza masculina de polaridad positiva), el óvulo (la energía femenina de polaridad negativa) y el alma o conciencia individual de polaridad neutra del nuevo ser. Es entonces cuando se fijan las características y cualidades energéticas del feto que proceden de la herencia genética de los padres.

La energía fluye entonces creando las diferentes relaciones energéticas en todo el cuerpo y que corresponden a los llamados Cinco elementos.

El patrón de los triángulos entrelazados organiza las relaciones del sistema nervioso y las polaridades superiores (positivas) y las inferiores (negativas). El triángulo superior tiene su base en el cráneo y se relaciona con la conciencia. El inferior tiene como base la pelvis y el sacro y se vincula con las reservas vitales y generativas.

Existen otros patrones energéticos, como la Estrella de cinco puntas o el Patrón evolutivo.

Según el modelo chino, la energía ch'i se absorbe a través de unas puertas de entrada localizadas en la epidermis del organismo humano.

La terapia de polaridad y el doctor Randolph Stone

Esta terapia parte de las investigaciones, conocimientos y aplicaciones prácticas del Dr. Randolph Stone (1890-1981). Doctor en osteopatía, quiropráctica y naturopatía, su trabajo le llevó a conciliar sus conocimientos científicos con la parte más espiritual. Pensaba que la salud se basaba en la sintonización de verdades profundas y en un modo de vida que las exprese.

Nacido en Austria y tras la muerte de su madre cuando tenía 13 años, emigró a los Estados Unidos junto a su padre. Estudió en la Universidad de la Concordia, en Minnesota, donde se convirtió en ministro luterano. Con 19 años se graduó en osteopatía y quiropraxia, estableciéndose en Chicago, donde impartiría clases en la Escuela de Chicago. Pero en agosto de 1945 cayó en sus manos un tratado de misticismo espiritual, *Mysticism The Spiritual Path*, que parece le cambió su vida. A partir de ahí empezó a profundizar en cómo la obstrucción de la energía daba como resultado la enfermedad y la infelicidad. Tres años más tarde publicaba su primer libro *Terapia de polaridad*, un nuevo concepto en las artes curativas.

Viajó a Oriente y allí quedó prendado por los conceptos de medicina ayurvédica y la filosofía yogui en la India. Allí descubrió que la parte de la terapia que le faltaba era la referente al manejo de la energía.

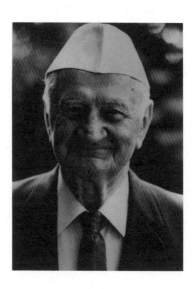

Tras años de profundo estudio, práctica y vivencia personal, desarrolló un sistema terapéutico en el que englobaba cuatro aspectos interrelacionados: un sistema de contacto terapéutico con ejercicios especiales de polaridad, yoga de polaridad, dietas purgantes y saludables y la adopción de una actitud y estilo de vida positivo.

Dejó sus posesiones y se retiró al Ashram como su maestro y guía espiritual Dera Babba Jaimal Singh, en el Punjab, y allí se dedicó a su práctica espiritual. El 9 de diciembre de 1981 moría a los 91 años de edad.

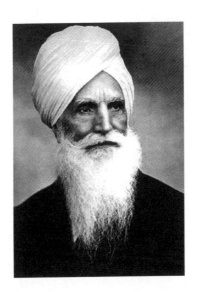

El sistema que ideó el Dr. Stone se basa en la comprensión de la energía física y de su sutil anatomía a la vez. Para el creador de la terapia de polaridad, nuestras manos son la herramienta más preciosa que, utilizada con sabiduría, intuición y precisión, se convierten en el mejor aliado contra la enfermedad. La dieta sería, por ejemplo, un proceso gradual para eliminar del cuerpo los sedimentos y toxinas que se acumulan en los tejidos debido a una alimentación y hábitos inadecuados. Al mantener una dieta y modo de vida sanos, se equilibra la química interna. Con los ejercicios de polaridad se liberan y equilibran las energías y se mantienen los resultados del trabajo hecho durante las sesiones de terapia. Son posturas ideales que facilitan el flujo libre de energía y las pautas emocionales profundamente arraigadas por medio del movimiento, el sonido y la respiración.

El flujo de energía

Según el ayurveda, la naturaleza posee tres cualidades que son primarias y representan las fuerzas principales de lo que se conoce como Inteligencia cósmica, que determina el crecimiento espiritual de la persona. En sánscrito, a estas cualidades se les llama gunas y vienen a ser «lo que ata». Las tres gunas representan las cualidades más sutiles de la Naturaleza, pero también los poderes del alma que mantienen la vida, la materia y la mente, representan el karma y todos los deseos que impulsan a las personas a constantes nacimientos. Son energías que actúan tanto de forma superficial como en la conciencia más profunda.

Las gunas ayudan a entender la naturaleza mental y espiritual del hombre a través del conocimiento de su funcionamiento.

- **Sattva:** Representa la cualidad de la inteligencia, bondad y la virtud, es la que crea balance, armonía y estabilidad, es el comienzo de la claridad, la paz y la fuerza de amor que une todas las cosas.

- **Rajas:** Es la cualidad de cambio, turbulencia y actividad, por ello genera un desequilibrio pero también produce la acción en busca de una meta. Rajas puede ser estimulante y brindar placeres de rápido resultado pero con dolor y sufrimiento, por eso se dice que es la fuerza de la pasión que causa conflictos y penas.
- **Tamas:** Sugiere la cualidad de la oscuridad, la inercia y la somnolencia, por esa razón obstruye la acción y retrasa las cosas causando decaimiento y desilusión en la mente, siendo el principio de la materialidad y de la inconsciencia que ocasiona que la verdadera conciencia sea cubierta.

A cada una de estas gunas le corresponde un color, un tiempo, una energía, un espacio en el universo, un reino en la Naturaleza y un estado de conciencia.

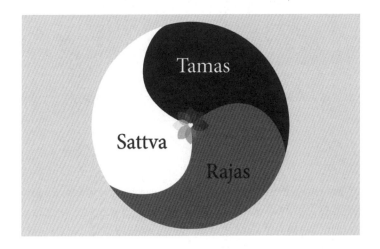

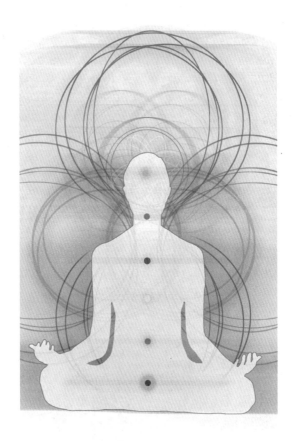

Las tres corrientes principales que brotan de los chakras reflejan los tres gunas. Una corriente neutra a la que el doctor Stone llamó corriente este-oeste y que se denomina también corriente transversal y que se relaciona con la cualidad neutra de sattva. Es la que emana de los polos positivo y negativo del sistema de energía central. Su función es la de intercomunicación y enlace y se relaciona con el principio de aire y con el sistema parasimpático.

La corriente espiral o corriente de Fuego se vincula con la cualidad rajásica de movimiento y expansión y engloba a todo el sistema energético, proporcionando energía para el movimiento, el calor y la curación. Se encarga de regir la distribución de energías vitales internas por todo el cuerpo y se relaciona con el sistema nervioso simpático.

Las energías que emanan de cada uno de los chakras individuales reciben el nombre de Corrientes de línea larga y se asocian con la cualidad tamásica de la complexión, principio de agua y de la corriente negativa Ida. Estas Corrientes de línea larga llevan las energías de la mente al cuerpo y por tanto rigen el funcionamiento de los cinco sentidos. Se relacionan con el sistema nervioso central y con las corrientes energéticas suscitadas por el ritmo craneal.

El terapeuta se encarga de eliminar y equilibrar los bloqueos que afectan a estos campos, con el fin de conseguir la curación y autocorrección de las esferas psíquica y física.

La salud y la enfermedad desde el punto de vista energético

Está comprobado que el desequilibrio emocional provoca daños en la salud. Y que recibir un impacto emocional negativo puede conducirnos a la enfermedad. Veamos cómo sucede este proceso.

Marion Pegouret

Para la medicina holística, cada uno de nosotros dispone cuatro cuerpos entrelazados entre sí. Son el cuerpo físico, el energético, el emocional y el mental. Cada uno tiene sus propias funciones. El cuerpo físico comprende los tejidos, los sistemas, los huesos y todo aquello que forma la parte material del ser humano. El cuerpo mental engloba el cerebro, con sus pensamientos y creencias. El emocional, como su nombre indica, parte de las emociones y sentimientos que vivimos en relación con nosotros mismos y con nuestros semejantes, y que están fundamentados en relaciones de amor o bien de odio. Estas emociones se ubican en el plexo solar.

El cuerpo energético lo componen el aura y los chakras. El aura, alrededor del cuerpo físico, no puede ser visto a simple visto por el ojo humano. Los chakras no son más que centros de energía situados en el cuerpo humano que ayudan a equilibrar el cuerpo y la mente. Hay siete chakras principales, que alinean la columna vertebral, a partir de la base y llegando a la corona de la cabeza. Veamos cuáles son sus colores y más adelante el lector podrá ver cómo se relacionan cada uno de ellos.

Chakra	Color	Glándula
Coronilla	Violeta	Pineal
Ceja	Índigo	Pituitaria
Garganta	Azul	Tiroides
Corazón	Verde	Timo
Plexo solar	Amarillo	Páncreas
Bazo	Naranja	Gónadas
Raíz	Rojo	Adrenal

Cuando se produce un bloqueo en el cuerpo energético, se producen, invariablemente ciertos trastornos físicos, emocionales y mentales.

El cuerpo energético obtiene la energía por medio de la alimentación, del aire y del sol. Su energía se distribuye por todo el cuerpo físico a través de los meridianos. Cuando llega correctamente a todo el cuerpo físico, las células se reproducen correctamente y su energía nos permite realizar las acciones físicas, emocionales y mentales correspondientes.

Cuando la persona vive un impacto emocional negativo, como una situación de estrés no controlada, un conflicto, una pérdida, puede sucederle un estancamiento de energía que obstruya sus meridianos, un bloqueo energético. Y estos bloqueos energéticos pueden producir enfermedades. ¿Cómo sucede esto?

Un bloqueo genera una presión en los órganos y por tanto absorbe su energía. Entonces, los órganos se inflaman, se debilitan y desarrollan enfermedades. Las células que forman el bloqueo ganan tamaño y fuerza, alterando el ADN y con ello la posibilidad de generar tumores, miomas y quistes. Con el fin de evitar este tipo de enfermedades, el cuerpo abre pequeñas fisuras para provocar fugas de energía y no alimentar así las células del bloqueo.

Si el sistema nervioso de una persona se halla debilitado, las personas padecen impactos emocionales de manera profunda, con lo que el cuerpo físico traspasa sus problemas al cuerpo emocional.

La buena noticia es que es posible liberar las emociones negativas. Y la manera más fácil de hacerlo es expresar los sentimientos verbalizándolos. Se puede llorar, gritar, hablar con la persona más cercana emocionalmente. O emplear técnicas de respiración para liberar esos impactos.

Los bloqueos energéticos más habituales son:

- **El bloqueo cerebral:** Se localiza en los lóbulos parietales y sucede cuando la persona no expresa verbalmente lo que se piensa o se siente. Como consecuencia de ello pueden suceder dolores de cabeza, migrañas y vértigos. También pensamientos obsesivos, déficit de atención e insomnio.

- **Bloqueo en la comunicación:** Se forma en el cuello e impide expresar verbalmente la comunicación. Suele afectar al sistema inmunológico, a la tiroides y al timo, además de provocar problemas hormonales y en las cuerdas vocales. Los bloqueos en la comunicación personal producen problemas de inseguridad, falta de autoestima, etc.

- **Bloqueo en el plexo solar:** Sucede cuando se produce una situación que provoca ansiedad y angustia y no se puede (o se sabe) encontrar una solución. La consecuencia de todo ello son problemas respiratorios o alergias en la piel. Los trastornos emocionales más comunes son el estrés, la ansiedad y la angustia.

- **Bloqueos de pareja:** Su origen se cita en el hígado y en la vesícula biliar y son producto de un desengaño amoroso o de frustraciones amorosas. Suele provocar inflamaciones en el hígado o en la vesícula, también colesterol, piedras en la vesícula, problemas digestivos, etc.

- **Bloqueos familiares:** Parten de la zona inguinal derecha y surgen por la falta de entendimiento en el núcleo familiar o bien por el fallecimiento de una persona querida pero no superada. Suelen provocar problemas hormonales o sexuales, que impiden materializar proyectos en la vida y en el trabajo. También causan bloqueos en la creatividad, la ilusión o la intuición.

- **Bloqueos con los hijos:** Se forman en la zona del páncreas por la enfermedad o la ausencia de un hijo. Y la consecuencia más inmediata suelen ser problemas digestivos, en el sistema inmunológico y diabetes. Y emocionalmente causa graves depresiones.

- **Bloqueos de impotencia:** Se forma en los riñones y tiene que ver con el miedo o con problemas laborales. Ello provoca debilitamiento e inflamación en las zonas lumbares, problemas en los riñones, el conducto urinario o la vejiga. También provoca cansancio, sentimientos de cobardía, falta de alegría y de ilusiones.

Los bloqueos se pueden eliminar y eso hará que las enfermedades desaparezcan. Lo bueno de un tratamiento como es la terapia de polaridad es que contempla a la persona como un todo, en el que el cuerpo físico, el energético, el emocional y el mental están interrelacionados. Y es que la mayoría de las enfermedades son causadas por impactos emocionales no liberados que generan bloqueos en los canales energéticos llamados meridianos. Los bloqueos suelen localizarse sobre el cuerpo físico, puestos que estos se han convertido en materia.

Los meridianos

Los meridianos son los canales energéticos que recorren el cuerpo humano y conducen la energía vital. Cada uno de los meridianos está relacionado con un órgano y con una función, los cuales a su vez están relacionados con el principio chino del yin y el yang.

Según la cultura china, los meridianos son los canales energéticos que recorren el cuerpo humano y conducen la energía vital. Cada uno de los meridianos está relacionado con un órgano y con una función, los cuales a su vez, están relacionados con el principio chino del yin y el yang.

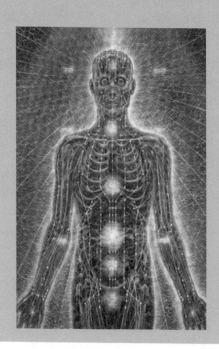

Tipos de contacto

El terapeuta puede aplicar tres tipos de contacto.

- **Sáttvico:** Es un contacto ligero y relajante. Este nombre se refiere al principio satva de una de las tres gunas como cualidad neutral de verdad y equilibrio. Este nivel de contacto aligera los centros y campos de energía agitados. Esta aplicación debe ser fina, como el toque ligero de un dedo a una región opuesta de polaridad. Es como aplicar una capa de ondas finas de energía electromagnética y permitir que el cuerpo descanse en él para polarizarlo con las corrientes de energía. El contacto es tan fino que no se percibe en los órganos y no se activa una reacción. Sugerencias de confort y de relajación son recomendables para ayudar a la mente a acumular la energía dispersa. Estimula a inhalar profundamente y esto llevará energía vital a cada célula del cuerpo.

- **Rajásico**: Este nombre se refiere a principio raja como una cualidad positiva de energía activa. Debe fluir, actuar y expresar su potencial o un dolor reprimido, disgusto, frustración o inhibición de circuitos. Este tipo de energía fluye más sobre el tejido muscular para que actúe y se exprese por él mismo. La terapia debe ser activa, vibrante y positiva para ayudar a esta función. La fuerza direccional sobre el músculo es la ayuda más directa. Debe haber momentos sin fuerza excesiva que causaría una reacción. El vibrar las yemas mientras se aplica presión en los puntos de contacto mejorará el efecto.

La energía debe aplicarse entre corriente de energía en movimiento y dirección como dos ríos que se unen en uno solo.

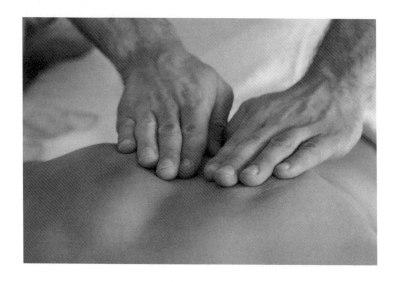

- **Tamásico:** Es un contacto profundo asociado con una carga negativa. La presión profunda y la fuerza direccional dispersan la inmovilidad. Disuelve y elimina lo tenso y las toxinas acumuladas en el músculo. Torciendo el músculo con la letra «S» es también muy útil. Esto crea un espacio para la función de la energía y mejorar la elasticidad del tejido. La inmovilidad es el bloqueo más negativo y debe ser superado en fuerza estable positiva para interactuar con la resistencia y reacción al impulso. Esta labor restablece la fuerza vital y la circulación en estos tejidos, a veces causa dolor al dispersarlo, en seguida el moviendo sáttvico ayuda a retornar a su flujo de energía natural.

2. Anatomía energética

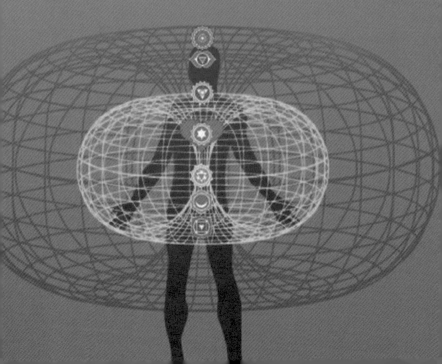

En polaridad, en lugar de hablar de tejidos, órganos o bioquímica celular, se habla de circuitos, campos y pautas energéticas. La energía vital que parte de una fuente neutra no polarizada penetra en el ser humano a través de su centro energético de la frente y recorriendo el cuerpo por los canales llamados Ida, Pingala y Sushumna. Cada uno de estos canales tiene una polaridad determinada

A medida que va descendiendo por el cuerpo, la energía va reduciendo su intensidad y su vibración.

Esta energía primaria forma, en su recorrido por el eje central del cuerpo, los diferentes chakras o centros energéticos. Según la medicina ayurvédica, los cinco elementos que guardan una estrecha relación con las funciones corporales y mentales que dirige cada chakra son: el éter, el aire, el fuego, el agua y la tierra.

Mapas y modelos del campo energético humano

El ser humano es un ser básicamente energético. Su nivel de energía refleja su estado físico, mental y emocional, además de mostrar el grado de integración, bloqueos y desafíos en todos los niveles.

Las tradiciones orientales llevan sosteniendo esta idea de que todo el ser humano es un ente energético desde hace miles de años. En Occidente, poco a poco, se ha ido integrando esta idea, y cada vez son más las terapias que se ocupan de este aspecto, entre ellas, la terapia de polaridad. Cada nivel de este campo energético refleja las diferentes dimensiones de la conciencia humana.

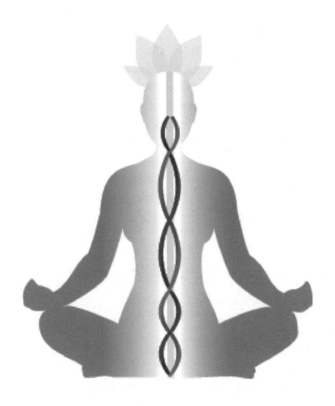

El nivel más básico está configurado por puntos energéticos distribuidos por todo el cuerpo. Son los llamados puntos de acupuntura que forman una intrincada red de vasos y meridianos, que también se conocen como nadis.

Esta red energética discurre por el interior del cuerpo y refleja el estado físico de cada persona, el funcionamiento de órganos, tejidos y sistemas, así como el estado emocional. Al intervenir en este terreno, se liberan los bloqueos energéticos del cuerpo, lo que hará que la energía circule de un modo más fluido.

Los nadis son canales por donde fluye la energía vital. Aunque están hechos de materia sutil, pertenecen al sistema energético y tienen una influencia determinante en el cuerpo físico. Los más importantes se llaman Ida, Pingala y Sushumna, que conectan los chakras inferiores con el cerebro.

Los nadis son los canales por donde fluye la energía vital, el prana. Son lo que, en la medicina china, corresponde a los meridianos. Aunque son tubos hechos de materia sutil y pertenecen a nuestro sistema energético (más exactamente a nuestro cuerpo astral) tienen una influencia determinante en nuestro cuerpo físico. Se dice que hay alrededor de 72.000 en nuestra anatomía espiritual.

Conectando los dos mundos (cielo y tierra) está la espina dorsal, una escalera de treinta y tres segmentos, que protege en su interior a la médula espinal. Los hindúes enseñan que hay tres nadis en el sistema espinal, Ida, Pingala y Sushumna. Conectan los chakras inferiores con el cerebro.

- **Ida:** parte del lado izquierdo de chakra muladhara y asciende en movimiento serpenteante y semicircular atravesando los chakras y pasa por la fosa nasal izquierda para terminar en chakra ajna. También se le denomina chandra nadi (o nadi lunar), y rige el funcionamiento del sistema nervioso parasimpático.

- **Sushumna:** Parte de chakra muladhara y se dirige a chakra svadhistana donde penetra en la columna y asciende por su interior atravesando los chakras principales para terminar en chakra sarashara.
- **Pingala:** Sigue el camino de Ida pero partiendo del lado derecho de muladhara. Mantiene siempre una posición opuesta a la de Ida llegando a la fosa nasal derecha antes de terminar su camino en chakra ajna. También se le conoce como surya nadi o nadi solar y complementa el trabajo de Ida. Se asocia al sistema nervioso simpático.

Hay una clara interdependencia entre los nadis y la respiración nasal. Debido a su conexión con las fosas nasales, Ida y Pingala regulan la actividad cuerpo-mente. Las funciones nasales tienen un funcionamiento cíclico de forma que predomina la respiración de una de ellas. En las personas que están equilibradas, la respiración va cambiando a lo largo del día de una a otra fosa, en periodos que van de una a dos horas.

Nadis y fosas nasales también están conectados con los hemisferios cerebrales. La fosa iquierda (Ida) está ligada al hemisferio derecho, que es el responsable de la orientación en el espacio, la percepción psíquica, la intuición, la creatividad y la sensibilidad artística. En cambio, la fosa derecha (Pingala) se vincula al hemisferio izquierdo, que se encarga del análisis lógico-matemático, esto es, la mente racional. Cada nadi proporciona energía al hemisferio asociado, por esta causa la actividad cerebral se ve condicionada por el flujo de los nadis y la respiración nasal.

El segundo nivel está conformado por los centros energéticos conocidos como chakras, que se dividen en primarios y secundarios. Sus funciones principales son tres:

- Revitalizan cada cuerpo aural y con ello, el cuerpo físico.
- Provocan el desarrollo de distintos aspectos de la autoconciencia. Cada chakra está relacionado con una función psicológica específica.
- Transmiten la energía entre los niveles aurales. Cada capa aural tiene su propio juego de siete chakras mayores, esto es posible porque cada capa progresiva existe en octavas de frecuencia siempre crecientes. Los chakras parecen estar alojados unos dentro de otros, y la energía se transmite de una capa a la siguiente por medio de pasajes situados en las puntas de los chakras, la mayoría de las personas tienen sellados estos pasajes, que se abren como resultado de un trabajo de purificación.

Los chakras principales son siete, y se distribuyen a lo largo de la columna.

- **Chakra raíz o muladhara:** Está situado en la base de la columna, entre el ano y los órganos sexuales. Se relaciona con la cantidad de energía física que poseemos y con el deseo de vivir en la realidad física. Actúa como si fuera una bomba de energía en el nivel etérico, ayudando a encauzar el flujo energético hacia arriba por la columna vertebral. Es el chakra de la pulsión de la vida, de la energía primaria, y tiene que ver con nuestra existencia en la tierra y nuestra capacidad de supervivencia. Se encarga de suministrar la energía que necesitan los restantes centros energéticos para establecer contacto con el entorno. Su centro físico se corresponde con las glándulas suprarrenales, y su energía alimenta la columna vertebral, los riñones, los huesos, los dientes, el intestino grueso, el ano y el recto.

- **Chakra sacro o svadhistana:** Se ubica por encima de los genitales y está ligado al sacro. Se relaciona con el amor hacia el sexo opuesto, con la capacidad de dar y recibir placer y con la energía sexual. También por el gusto por las cosas bellas, por la relación con los demás, etc. Dirigido hacia los órganos reproductores, sus glándulas se corresponden con los ovarios en las mujeres y con los testículos en los hombres. Rige la energía de la vejiga, las glándulas linfáticas, los riñones, etc.

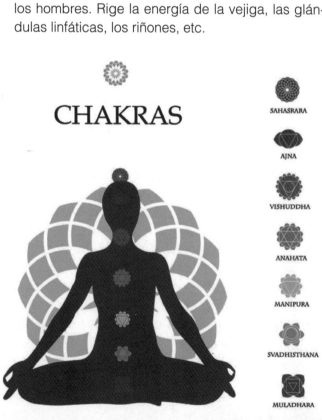

CHAKRAS

SAHASRARA

AJNA

VISHUDDHA

ANAHATA

MANIPURA

SVADHISTHANA

MULADHARA

- **Chakra del plexo solar o manipura:** Se localiza en la zona del diafragma, por encima del estómago. Expresa la individualidad, la consciencia de ocupar un lugar único que es parte de un todo. Tiene que ver con el poder, con la autoaceptación y con el ego de cada uno. Se corresponde con el páncreas, con la transformación y la digestión de los alimentos y con la regulación de azúcar en sangre. Dirige el estómago, el hígado, la vesícula, el bazo y el páncreas.

- **Chakra anahata:** Se localiza en la parte superior del pecho, en la región del corazón. Simboliza el amor universal, y sirve para conectarnos con la idea de un amor altruista que no espera nada a cambio. Sirve para dar un sentido positivo a la existencia y como puente entre los chakras inferiores y los superiores. Se corresponde con el timo, regulando el sistema linfático y fortaleciendo el sistema inmunológico.

- **Chakra vishuddha:** Se localiza en mitad de la garganta, y es conocido como el chakra de la comunicación, de la creatividad, del sonido, de la vibración. Tiene que ver con el papel que ocupa el yo en la sociedad, con la manera cómo se relacionan las personas con sus profesiones. Es también el chakra del sentido del paladar, de la audición y del olfato. Su centro físico es la tiroides que regula parte del metabolismo, el crecimiento del esqueleto y la funcionalidad de los órganos internos. Su energía afecta al aparato respiratorio, la tráquea, las cuerdas vocales, la laringe y el sistema linfático.

- **Chakra ajna:** Se conoce también como el tercer ojo, y se localiza en la mitad de la frente, entre las cejas. Es el chakra de los sentidos. Se asocia con la capacidad de visualizar y comprender los conceptos mentales y las ideas creativas. Tiene relación con conceptos como la percepción, el conocimiento y el liderazgo. Se relaciona con la hipófisis y es la responsable de la parte superior de la cabeza.

- **Chakra sarashara:** Ubicado en la parte de la coronilla, emite intensas radiaciones luminosas y traslúcidas. Es el centro de la espiritualidad, la luz del conocimiento, la senda del crecimiento. Con ella se puede alcanzar la serenidad espiritual y la completa consciencia universal. Representa la comprensión y el contacto con energías superiores.

El tercer nivel lo constituye el aura. Se trata del campo energético que rodea el cuerpo. Está formado por siete capas que vibran de una frecuencia menor a una más alta. Es imperceptible a simple vista y puede considerarse la combinación del cuerpo etéreo, emocional y físico. Consiste en siete capas o cuerpos sutiles que se interconectan y afectan constantemente.

El cuerpo etéreo es el más cercano al cuerpo físico y refleja nuestros instintos más básicos. Se manifiesta con el color azul o plateado, aunque si existe enfermedad se torna en colores oscuros alrededor del área afectada.

El cuerpo emocional refleja el estado anímico de la persona, al igual que las reacciones emocionales frente a otros individuos. Es la capa más inestable y cambia siempre de acuerdo con el estado de ánimo de la persona. Cada emoción genera colores diferentes en la capa emocional del aura, por lo que puede manifestarse en cualquier tono o combinación de colores. Los más brillantes y puros indican emociones elevadas y paz. Los colores turbios hablan de bajos instintos y emociones violentas.

El cuerpo mental se relaciona con la consciencia. Los pensamientos e intenciones conscientes se reflejan en esta capa. El amarillo y el naranja son sus colores característicos. Las personas con unas altas capacidades intelectuales tienen un color amarillo brillante.

El cuerpo astral se halla ligado al cuerpo físico por un cordón plateado y refleja nuestros deseos superiores y el avance espiritual de las personas.

El cuerpo espiritual, que se relaciona con la capacidad de comunicación con nosotros mismos y con nuestro propósito superior.

El cuerpo mayor o celestial simboliza la conexión entre nuestra consciencia humana y el plano espiritual donde se encuentran los sueños y memorias de otras vidas o de otras experiencias extracorporales.

El cuerpo divino es la conexión con el plano superior y la sabiduría divina, y se puede manifestar en forma de rayo y luz dorada y brillante.

El aura refleja nuestros pensamientos, sentimientos y experiencias, también nuestra energía al tiempo que atrae la de otros cuerpos y ambientes.

El aura es vibración y, como tal, responde a otras vibraciones que aparecen en forma de pensamiento, sentimiento o interacción con otras energías. El aura cambia con el tiempo, con nuestra evolución persona y espiritual y con el entorno. Es reflejo de nuestro cuerpo físico, por lo que algunas personas con determinadas enfermedades pueden tener la capacidad de verla. Cada color del aura atrae ciertas energías hacia sí mismo, y repele a otras igualmente.

El cuarto nivel está constituido por los chakras transpersonales, situados en el campo etérico, por encima del séptimo chakra. Y también por los chakras subpersonales, localizados por debajo del primer chakra. Estos chakras reflejan temas que trascienden nuestra vida, esto es, con memorias ancestrales y el inconsciente colectivo. La última estructura del campo es un vehículo energético que se denomina Merkabah. Se trata de un estado de consciencia que trata de lograr la unión del todo con uno mismo. Es un vehículo de ascenso o rescate que nos enseña a comunicarnos con los diferentes universos y nos permite el viaje entre dimensiones. O también, un campo de energía que regula nuestra energía y nos mantiene en equilibrio con nuestro planeta y el universo. La meditación nos ayuda a fortalecer el Merkabah, y con ello se consigue el equilibrio en nuestra salud, creciendo espiritualmente y conectándonos con nuestro Yo Superior.

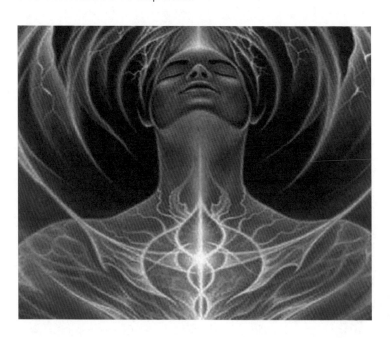

Busque una postura cómoda, a ser posible sentado y no tumbado. Ponga las manos juntas realizando un mudra que le haga sentirse cómodo.

- Mantener los ojos abiertos sin pestañear, focalizando toda nuestra atención en un punto. Cuando consideremos podemos cerrar los ojos.
- Realizar distintas inspiraciones y espiraciones. Concentramos toda nuestra intención en la respiración. Cogemos aire llenamos el abdomen y expulsamos el aire por la boca. La expulsión del aire la vamos haciendo un poco más larga que cuando cogemos el aire.
- Visualizar dos pirámides entrelazadas en el corazón. Una de forma vertical y otra invertida.
- A medida que respiramos imaginamos que las dos pirámides empiezan a girar como si fueran una estrella única, con cada respiración la velocidad va aumentando.
- Conforme vamos realizando la meditación imaginamos que las dos pirámides, que forman un estrella, la denominada Merkabah va creciendo hasta extenderse por todo nuestro cuerpo físico, llegando un momento que quedamos dentro de la estrella.
- Volvemos a cambiar nuestro centro de intención y nos fijamos en el pecho, imaginamos que sale una luz poco a poco. Con cada respiración esta luz se va expandiendo en todas las direcciones, deje que su imaginación guíe esta luz. Cada respiración es un rayo donde la luz va libremente a donde su imaginación la lleve. Al mismo tiempo mientras la luz se va expandiendo, la estrella Merkabah va yendo más despacio hasta que se para.

- La luz va llenado todo nuestro cuerpo y el Merkabah va disminuyendo hasta llegar al lugar inicial donde todo empezó, es decir a nuestro corazón. Escuchamos el silencio y cuando consideremos podemos abrir los ojos.

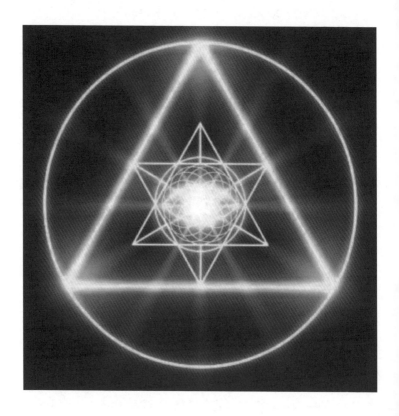

El caduceo y el báculo de Hermes como centros de energía

En la mitología griega Hermes se conoce como aquel dios que entregó las almas de los difuntos al inframundo. En los mitos griegos se asocia a menudo con la riqueza, pero también con la astucia, los ladrones y los mentirosos. Hermes es el heraldo de los dioses y de su nombre procede la palabra «hermenéutica», para el arte de interpretar los significados ocultos.

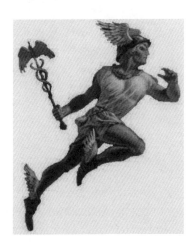

Como Hermes era un heraldo (mensajero de los dioses), se le aplica el atributo del caduceo, uno de los símbolos más antiguos que se conocen. Creado por Esculapio, se dice que este dios, padre de la medicina en la antigua Grecia, encontró en su día dos serpientes que luchaban entre

Marion Pegouret

sí. Interpuso su bastón entre las dos, que se enroscaron a él hasta quedar inmóviles. Así se formó el caduceo que fue adoptado por los médicos. Los antiguos sacerdotes egipcios se dieron cuenta que la salud del cuerpo físico se conseguía al estar en armonía en el estado espiritual y con la completa alineación de los centros energéticos o chakras. Cada una de las intercesiones que tienen las serpientes al enroscarse al bastón representa la alineación del chakra correspondiente para conseguir las condiciones óptimas para el buen funcionamiento del cuerpo físico.

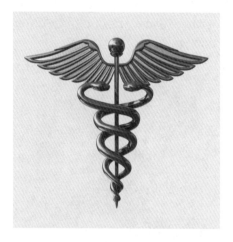

El caduceo tiene dos lados, que significan los dos hemisferios en el cerebro, con un círculo en el centro, que representa la glándula pineal o el sol central y centro psíquico interior. Cuando la energía kundalini despierta y evoluciona, los chakras también despiertan o se abren para convertirse en centros de sistemas de energía organizada. Conforme esta energía se desarrolla, la conciencia del individuo se transforma, cambiar su modo de percibir el mundo y su manera de reaccionar a él. A través de la energía sexual, se pone en marcha el canal de la columna que desde el sistema nervioso eleva la energía desde los órganos sexuales vinculados a lo terrenal hacia la Conciencia Superior, y en este punto, la glándula pineal se establece como la conexión entre el mundo físico y el metafísico. La glándula pineal actúa en el sistema nervioso, circulatorio, y todas las funciones orgánicas, con una energía que varía en intensidad conforme se alcance una mayor conexión y expansión de la conciencia.

El símbolo del caduceo es tan sagrado que no solo representa el despliegue de la vida, la salud física como manifestación de un equilibrio energético, sino también es clave en el desarrollo y evolución de la consciencia. Cada punto de encuentro representa el giro y eterno movimiento ascendente a niveles superiores, mostrándonos que somos Uno con el Todo, y donde ese Todo se nos desvela a través de cada una de sus partes.

Los siete principios herméticos son los siguientes:

- **El principio de mentalismo**, que nos dice que no existe más una mente y un poder divinos.
- **El principio de correspondencia** o, lo que es lo mismo, como es arriba es abajo. Es decir, existe correspondencia o analogía entre las cosas espirituales y las cosas físicas.
- **El principio de vibración.** Nada descansa, todo se mueve. En cada campo hay una vibración que puede ser de atracción o de repulsión basada en la tendencia de los pensamientos. Son pensamientos que pueden ser conscientes o inconscientes, con una acción creativa en cada nivel.

- **El principio de polaridad.** Todo tiene dos polos y todo tiene su opuesto. Los opuestos son idénticos en naturaleza pero se manifiestan en distintos grados. Polaridad es pensar en cierta dirección, la habilidad de traer nuestra frecuencia a la sintonía de la mente infinita que toma la senda para que fluya la energía divina.

- **El principio del ritmo.** Al polarizar y alinear a nuestro ser con el punto óptimo de existencia, se neutralizan las altas y bajas de la vida.

- **El principio de causa y efecto.** O, lo que es lo mismo, cada causa tiene su efecto y cada efecto tiene su causa.

- **El principio de género.** Todo tiene su lado femenino y su lado masculino. Es decir, todo individuo es ambos, masculino y femenino, el Yo y el Otro.

Los cinco elementos: tierra, agua, fuego, aire y éter

El doctor Stone basó su sistema terapéutico en la profunda comprensión de los llamados cinco elementos: tierra, agua, fuego, aire y éter. Todo lo que existe en el Universo está compuesto por estos cinco elementos en distintas proporciones. Cada elemento tiene unas características físicas y sutiles que marcan la naturaleza de todo aquello de los que forman parte. Cuando estos elementos se hallan en equilibrio, la persona se halla en un estado de salud y el Universo se halla en orden. Cuando hay un desequilibrio se genera la enfermedad en el ser y el caos en el Universo.

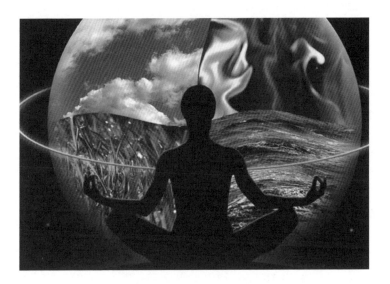

El éter es el primero de los cinco elementos y el más sutil. En este elemento es donde los demás elementos co-existen. Se relaciona con el oído como su órgano sensorial y con la boca como su órgano de acción. La pérdida de audición o del habla a menudo causa dificultades en el elemento éter en el ser. Éter proporciona el espacio necesario para que todo surja. La mente que se rige por este elemento tiene la facilidad para que de ella surjan los pensamientos y emociones, por tanto predispone a un estado meditativo y una mente iluminada. Se manifiesta en todos los espacios vacíos, en los vasos sanguíneos, la vejiga y los pulmones. El aumento o disminución del éter genera trastornos en la estructura. Para revertir el aumento de éter es necesario encontrar aquellos aspectos en los que nos hallamos vacíos y tratar de satisfacerlos de una manera inteligente y positiva emocionalmente. Y el amor es una manera de llenar esos vacíos.

El aire es el segundo elemento. Representa la capacidad de movimiento, su dinamismo. El órgano sensorial que le corresponde es la piel y el órgano de acción son las manos. A través de la piel se siente el aire, móvil, fresco, ligero, seco y fuerte. Es la fuente primordial de vida y a través de ella es donde viaja el prana, la energía vital. El aire es la fuerza que permite que la sangre circule, la respiración permanezca y los impulsos nerviosos viajen a lo largo del cuerpo, sus pensamientos fluyan y las articulaciones se muevan. Cuando falta el elemento aire, no hay movimiento y el movimiento parece descontrolado. El aire permite la fluidez de los pensamientos, entender que nada es permanente y todo es mutable y cambiante.

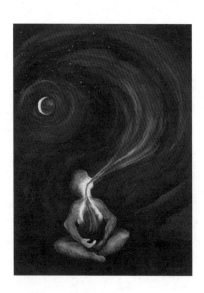

Los cinco elementos

La tierra es sensación y se relaciona con el olfato. Cuando se halla en armonía, la persona tiene un gran sentimiento de protección, y en su vida preside el respeto, la valentía, la capacidad de actuar.

El agua es sentimiento y emoción. Al estar en armonía, la persona se muestra dulce, receptiva, sensible y creativa.

El fuego es la imaginación y cuando hay equilibrio, la persona expresa responsabilidad, respeto, calidez, entusiasmo y creatividad.

El aire se relaciona con el intelecto y con el tacto. Cuando está armonizado este elemento, la persona se muestra honesta, satisfecha, íntegra y moderada.

El éter es pura intuición y hace referencia al sonido. Al estar en armonía la persona gana en autoestima, paz interior, humildad y tranquilidad.

El fuego surge del éter y del aire y proporciona al fuego el espacio para existir, mientras el aire le da la energía para crecer. Es la energía del mundo y del ser. Representa la energía en movimiento, la luz… su órgano de los sentidos son los ojos y su sentido es la vista. La luz permite apreciar lo que rodea a las personas. El fuego es caliente, ligero, fluido, en el cuerpo humano representa lo que nos permite digerir lo que penetra en él. La energía del fuego es potencialmente destructiva, su acumulación puede generar caos en todo el cuerpo. Cuando se halla en exceso, puede provocar fiebre, inflamación y un aumento de la circulación sanguínea. Por el contrario, cuando hay una deficiencia la piel deja de tener su aspecto radiante habitual, se producen alteraciones en los deshechos del cuerpo y el metabolismo no trabaja a pleno ritmo. El fuego representa el poder de transformación, la comprensión y la capacidad para digerir ideas y comprender nuestro entorno. Al actuar el elemento fuego, la mente se torna más aguda, por lo que el intelecto se ve fortalecido.

El agua es el cuarto de los elementos. Representa la fluidez, por lo que las personas tipo agua tienen una forma de ser suaves, se adaptan bien al entorno y a las circunstancias. Cuando hay un exceso de esta cualidad, la persona no toma sus propias decisiones en la vida y se ve obligada a tomas caminos que no desea seguir por miedo. Éter proporciona espacio para existir y favorece la ligereza del movimiento del aire, conteniendo la energía del fuego. El agua es fría, húmeda, fluida, suave y estable. Es el puente en lo sólido y lo gaseoso. Su órgano sensorial es la lengua y su sentido es el tacto. Es a través de la lengua cuando se puede percibir la información sensorial de los líquidos. El agua representa así todos los fluidos del cuerpo: la saliva, el líquido sinovial, el líquido amniótico y las mucosas en general. Cuando se excede en el cuerpo se produce retención de líquidos mientras que su deficiencia provoca resequedad general en músculos y articulaciones. Este elemento dota a las personas de una mayor autoestima, más movilidad, creatividad, libertad y fortaleza.

El elemento tierra –el quinto de los elementos– surge de los otros cuatro: el éter le da el espacio, el aire le da movilidad, el fuego es su energía potencia y el agua es su alimento. La tierra es estable, fuerte, seca, áspera, densa y dura. Su órgano es la nariz y su sentido el olor. El órgano de acción es el colon, a través del cual se desechan los restos sólidos que regulan el flujo de tierra en el cuerpo. Representa la materia sólida, por lo que dota de estabilidad a la estructura del cuerpo. Su exceso significa inflamación y acumulación de elementos sólidos, mientras que su deficiencia genera estructuras débiles y poco estables. La mente es estable, sólida, fuerte, se ubica en el aquí y en el ahora.

❏ La tierra implica solidez y estabilidad, y se ve manifestada en las estructuras sólidas: huesos, células y tejidos.

❏ El agua implica cambio, como la erosión que se produce en la naturaleza por el paso de un río entre las montañas, y la podemos encontrar en las materias líquidas y viscosas tales como la sangre, linfa, etc., las cuales transportan los nutrientes necesarios para que el cuerpo siga evolucionando.

❏ El aire es movimiento y está representado por ejemplo por el oxígeno, la base de las oxidaciones que ocurren en nuestro organismo y provocan el envejecimiento.

❏ El fuego es la energía que interviene en el metabolismo, el que produce la energía necesaria para el funcionamiento del cuerpo humano.

❏ Y finalmente éter es el contenedor que separa un microcosmos de otro, es decir el cuerpo humano como tal. También lo podemos encontrar dentro de nosotros, en los espacios vacíos que permiten que ocurran funciones en su interior como por ejemplo los vasos sanguíneos, etc.

Marion Pegouret

Los tres gunas o toques sanadores

Tal y como señalan las escrituras védicas, los tres principios o componentes sutiles básicos del Universo se conocen con el nombre de gunas y son: sattva, que representa la armonía y la sabiduría; raja, la emoción y el movimiento, y tama, el tejido de toda la creación.

Los tres gunas van siempre juntos, variando su proporción y concentración en función de la constitución mental de la persona y su forma de obrar. Cuando predomina uno de los gunas significa que este influye en el comportamiento de las cosas.

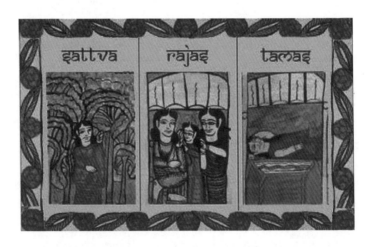

Sattva es la cualidad de la inteligencia, la virtud y la bondad. Crea armonía, balance y estabilidad y es de naturaleza liviana y luminosa, y posee un movimiento interno y ascendente causando el despertar del alma. Sattva provee felicidad y satisfacción duradera. Es el principio de la claridad, amplitud y paz, es la fuerza del amor que une todas las cosas.

Rajas es la cualidad del cambio, la actividad y la turbulencia. Inicia el desequilibrio que perturba la armonía existente. Rajas está motivado en la acción misma, siempre buscando una meta o fin que le da poder. Posee un movimiento externo y conduce a la fragmentación y desintegración. A corto plazo es estimulante y placentero, pero debido a su naturaleza perturbadora intrínseca rápidamente se convierte en dolor y sufrimiento. Es la fuerza de la pasión la cual causa aflicción y conflicto.

Tamas es la cualidad de la estupidez, torpeza, oscuridad e inercia. Es pesada y levanta un velo de obstrucción al actuar. Funciona como la fuerza de gravedad que retarda las cosas y mantiene la forma limitada y específica. Posee un movimiento descendente que produce decaimiento y desintegración. Tamas causa ignorancia y delirio en la mente y promueve la insensibilidad, el sueño y la pérdida de conciencia. Es el principio de lo material y la inconciencia que forman un velo sobre la conciencia.

Correspondencias de los tres gunas:

Color:
1. Sattva - Blanco, pureza y harmonía.
2. Rajas - Rojo, acción y pasión.
3. Tamas - Negro, oscuridad y desilusión.

Tiempo:
1.Sattva- Día, Claridad.
2.Rajas- Salida y Puesta del Sol, Crepúsculo, transición.
3.Tamas- Noche, oscuridad.

Energía:
1.Sattva- Neutral o balanceado.
2.Rajas- Positivo, pone las cosas en movimiento.
3.Tamas- Negativo, retarda los movimientos.

Mundos:
1. Sattva- El cielo o espacio, la región de paz.
2. Rajas- La atmósfera, la región de las tormentas.
3. Tamas- La Tierra, el reino de la gravedad y la inercia.

Niveles del Cosmos:
1. Sattva- Causal o ideal.
2. Rajas- Sutil o astral, pura forma.
3. Tamas- Burdo o físico.

Reino de Naturaleza:
1. Sattva- Seres espirituales: dioses, diosas y sabios.
2. Rajas- El reino humano.
3. Tamas- Mineral, reino vegetal y animal.

Estados de conciencia:
1. Sattva- Despertar.
2. Rajas- Sueño.
3. Tamas- Sueño profundo.

Todas las personas albergan factores tamásicos, rajásicos y sáttvicos en sus organismos. Y cada uno necesita de esos tres componentes en alguna proporción. Por ejemplo, al levantarse de la cama, cuando se tiene sueño o se está deprimido suele predominar tamas. En cambio, cuando se está agitado, perturbado o activo, quien domina es rajas. En los estados de meditación, paz, tranquilidad, el que prevalece es sattva.

Según la medicina ayurvédica, la comida puede ser sáttvica, rajásica o tamásica. Rajas y tamas suelen favorecer la enfermedad, por lo que habitualmente funcionan juntos, mientras que las frutas, los vegetales, y en general todos los productos frescos sin procesar suelen ser de naturaleza sáttvica. Se trata de alimentos que producen alegría, serenidad y claridad mental. El azúcar blanco, un alimento procesado, es de tipo rajásico, mientras que si lo sustituimos por azúcar integral de caña, entonces es de naturaleza sáttvica. Y el café, el té, todos los alimentos estimulantes, los picantes, salados o muy calientes son rajásicos.

La función del contacto rajásico es estimular la energía, removerla. Se realiza con un toque leve pero efectivo de la mano que se amolda a los contornos del cuerpo y luego vibra, moviéndose hacia delante y atrás en forma circular.

El contacto sáttvico o equilibrante tiene como función calmar la energía, equilibrarla, armonizar su decurso para que no haya turbulencias. Es un toque leve que se acomoda al contorno del cuerpo, sin ningún movimiento físico intencional.

La función del contacto tamásico o diseminador es romper los bloqueos crónicos de la energía en el campo energético del organismo. Se realiza mediante un toque profundo que puede llegar hasta los tejidos subyacentes del área de contacto.

El cuerpo como sistema de energía electromagnética

Los principios de la terapia de polaridad responden a la idea de que la vida es una expresión de la energía en movimiento y que además emerge y retorna a esa fuente central de donde brota lo que conocemos como energía vital. Por tanto, debe considerarse como una manifestación cíclica que penetra en el reino físico y vuelve de nuevo a su origen.

El concepto de unidad y neutralidad y de fuentes polarizadas de atracción y repulsión es inherente a la idea de la terapia de polaridad. Al interactuar, forjan esa idea de la energía vital en movimiento.

Gracias a la interacción de los cinco elementos mencionados (tierra, aire, fuego, agua y éter) y los tres principios primarios del movimiento (sattva, rajas y tamas) se crea el cuerpo físico. Por tanto, de ello se deduce que el cuerpo es un sistema de energía electromagnética que expresa la interacción dinámica de todos los elementos mencionados, desde los más sutiles hasta los más densos. Salud y enfermedad son, pues, atributos de la energía, manifestaciones de un proceso natural en el que esta fluye por todo el cuerpo sin obstrucciones ni impedimento alguno. Liberando, de paso, estos estados elementales que definen la calidad del cuerpo.

A cada polo de un imán le corresponde una carga eléctrica distinta. El polo norte significa detención, freno, ayuda a cerrar heridas, a aliviar dolencias; mientras que el sur transmite energía y vigor a los organismos vivos. Es esta, una energía que transmite efectos positivos a los organismos vivos, a las semillas, los animales y los seres humanos. De la misma manera, los campos magnéticos trabajan sobre la circulación sanguínea que, no olvidemos, contiene hierro y hemoglobina. Sin este mineral, no habría energía y sin energía el corazón dejaría de funcionar y la respiración se detendría. Por lo que hay que considerar la poderosa influencia de los campos magnéticos en el trabajo del organismo diario.

Esta corriente magnética que circula por el cuerpo humano produce importantes efectos fisiológicos, como evitar el dolor, la regeneración celular, la circulación correcta de la sangre por arterias y venas, etc. Cuando el campo magnético crece, las bacterias beneficiosas del organismo se multiplican exponencialmente, y los gérmenes encuentran una mayor resistencia a su proliferación.

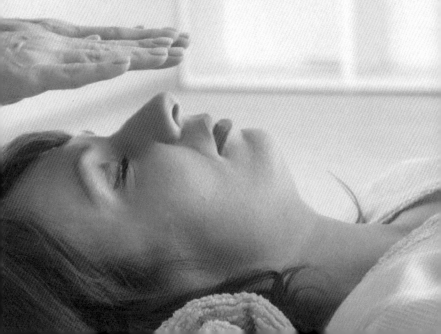

3. Procedimientos clínicos y estrategias de diagnóstico y tratamiento

Evaluación y análisis postural energético

El terapeuta debe trabajar, ante todo en una habitación limpia, tranquila y austera. La polaridad se puede dar en casi cualquier ambiente, ya que el efecto del trabajo es a menudo tan profundo que puede inhibir casi cualquier otro estímulo sensorial.

La iluminación de la estancia es un elemento esencial. En lo posible hemos de evitar las luces fluorescentes, siendo preferibles la incandescentes, o mejor aún, la luz natural. También se recomienda que la estancia sea lo más silenciosa posible, sin interferencias de teléfonos, televisores ni nada por el estilo. Es mucho mejor poder oír los sonidos de la naturaleza, pájaros, el mar, etc., que pueden reducir el estrés del paciente. Si se emplea música, debe ser tranquila, relajante, nunca rítmica.

Es mejor que el paciente mantenga su temperatura corporal, por lo que se le puede cubrir con una pequeña manta de algodón. Y el aire que respire debe ser fresco, sin toxinas que inhalar, por lo que se recomienda que las ventanas se abran horas antes de la sesión para que la estancia esté bien ventilada.

El paciente debe estar bien informado de todas las acciones que se van a realizar durante la sesión. Al saberlo, le va a ayudar a relajarse. El terapeuta debe describirle qué va a sentir durante la sesión, cómo va aprovechar al máximo la siguiente hora.

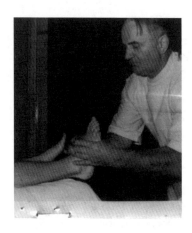

El paciente debe adoptar una postura cómoda, son tensiones ni ataduras. A tal efecto es recomendable que no lleve zapatos ni cinturones, ni tirantes, ni sujetadores. Al estar relajada, la persona puede sentir que la energía fluya más libremente, y por tanto el impacto de la terapia sea más poderoso.

Mantenga la columna derecha y relajada, con el peso equilibrado en ambos pies. Y la respiración debe ser acompasada con la del terapeuta, lo que favorecerá la empatía entre ambos. El sistema nervioso siente la energía como sensaciones diversas: vibración, calor, pulsación o cosquilleo. Cuando se perciban estas sensaciones con la misma intensidad en cada mano, querrá decir que la energía está equilibrada. En la mayoría de ocasiones, el equilibrio energético viene acompañado por una visible relajación del cuerpo del usuario.

- Disponga de una habitación limpia, silenciosa, amueblada sencillamente para trabajar. Prepárese meditando o sentándose en silencio durante cinco minutos antes de iniciar el tratamiento y acoja a su usuario con una sonrisa, calor y amor. Pídale que se desnude, quedando en ropa interior, y se acueste en decúbito supino encima de la mesa. Entonces, cúbrale el cuerpo con una sábana o una manta con el fin de que se mantenga a una temperatura constante.

- Antes de empezar, trate de averiguar si le duele alguna parte del cuerpo. Cuando empiece con las manipulaciones, el terapeuta debe tratar de relajar sus manos.

- Cuando sea posible, mantenga el cuerpo del usuario al centro del de usted y procure no cruzar las manos sobre el cuerpo del usuario.

- Al estimular los puntos use las yemas de sus dedos y emplee un toque muy suave, nunca la fuerza, ya que esta crea tensión que bloquea la energía. Los toques deben ser ligeros y suaves, ya que mueven la energía introduciendo el elemento aire. La energía vital es la responsable de la curación.

- La terapia de polaridad no son simples masajes, los dedos o las manos del terapeuta permanecen sobre la misma área de la piel, moviendo las estructuras que se hallan bajo ellas e influyendo de esta manera en la energía vital. Cada persona cura a distinta velocidad. Así, es difícil ver progresos en la curación después de hacer una manipulación.

- Trate se sentir la energía, experimentando una sensación de hormigueo o calor entre sus manos y el cuerpo del usuario. En la mayoría de las manipulaciones, estimule durante un par de minutos y sienta la energía. Mantenga de 30 segundos al minuto y pase a otra manipulación. Si después de estimular por espacio de dos minutos no siente usted ninguna energía, mantenga un minuto más y luego siga adelante.

- Una vez que usted perciba que la energía se está moviendo, significa que ha logrado el resultado de la manipulación. La energía vital posee inteligencia. Una vez excitada, ella sabrá qué hacer y adónde ir. Si las manipulaciones no parecen funcionar, coloque las manos sobre el cuerpo de su usuario y envíe amor. Visualice la energía fluyendo a través de sus manos hacia su usuario. Usted no puede cambiar la dirección en que la energía vital fluye en el cuerpo con estas manipulaciones, solo puede actuar sobre su intensidad.

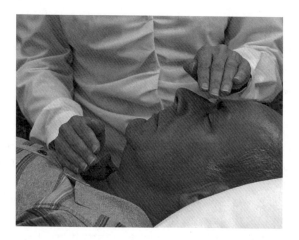

El diagnóstico

Consiste en la interacción entre los Cinco elementos, el sistema nervioso, la estructura y el cuerpo físico. Es función del terapeuta recoger toda la información posible sobre el sistema de energías del usuario, recogiendo datos sobre las posturas que adopta y la manera cómo el usuario expresa sus pensamientos y emociones. A partir de estos datos, el terapeuta debe centrarse en la localización de los bloqueos de energía que el usuario ha producido en su organismo.

Cuando las energías vitales no fluyen en el cuerpo, aparecen una serie de daños que pueden afectar al cuerpo físico o bien al estado mental, situaciones de tristeza continuada, estados depresivos o ansiedades. También la autoestima puede resultar dañada, situación que incapacita para realizar determinadas acciones. Y quienes suelen buscar un crecimiento interior suelen estar más expuestos a esos bloqueos, ya que el deseo de avanzar puede encontrar barreras que a priori pueden parecer infranqueables. Así las cosas, lo primero que hay que hacer es reconocer que se está bloqueado, ser conscientes de que existe un problema y que es preciso actuar. No hay que esperar que las soluciones vengan del exterior. Tras observar el problema, se ha de ser capaz de saber aplicar las acciones necesarias para superarlo y sacar fuerzas imprescindibles para romper las dinámicas de bloqueo.

Nuestras emociones dan forma al cuerpo humano, por lo que hay que tener en cuenta que los bloqueos o perturbaciones tendrán su expresión en la estructura del cuerpo, en la textura de la piel, en su color, su temperatura, su elasticidad o flacidez, etc. Aspectos todos ellos que un terapeuta deberá saber observar con paciencia y detenimiento.

Lo primero que hace cualquier terapeuta es observar la simetría general del cuerpo, para tratar de percibir las áreas de tensión o de perturbación evidente. Y para ello compara la parte superior del cuerpo con la inferior, el costado derecho con el izquierdo, y la parte anterior con la posterior. De esta manera, trata de comprobar si el tórax es demasiado estrecho o la pelvis demasiado ancha, o si uno de los laterales de cuerpo está colapsado, etc.

El segundo aspecto de la lectura del cuerpo que plantea el terapeuta es el tipo de constitución y las relaciones triádicas elementales. El tipo de constitución se refiere a la estructura general del cuerpo, que se establece en el mismo momento de la concepción, pero que puede verse cambiado por desequilibrios posteriores. Por ejemplo, un cuerpo tipo fuego (que por naturaleza primaria es musculoso y bien proporcionado), puede verse distorsionado por un trastorno tipo agua.

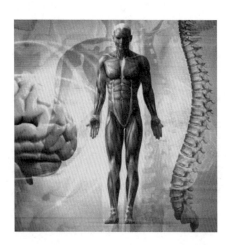

La energía y la forma del cuerpo

La energía pránica que recorre el cuerpo es el principio de la vida, el aliento que no cesa de fluir hasta el mismo momento de la muerte. Prana se halla en todas partes, en los alimentos naturales y frescos, por ejemplo. Cuanto mayor es la elasticidad y flexibilidad del cuerpo, más prana conservará.

Durante la juventud se es más flexible, y el cuerpo está dotado de energía suficiente para cualquier tipo de actividad y ejercicio que se pretenda realizar. Si la materia se vuelve densa o rígida y por tanto resistente al flujo sutil de las corrientes de energía, significa que la energía pránica ha disminuido y el cuerpo se carga de elementos de deshechos. Mientras que la sangre nueva es un buen transporte para el prana, y por tanto tiene capacidad para sanar, la sangre que contiene deshechos resulta fatal para el transporte de energía. Cuando el prana se presenta en cantidades normales, la fuerza vital restaura las funciones, equilibra y previene infecciones.

El exceso de energía se presenta en el polo negativo y necesita ser liberada y dispersada para ayudar a restaurar el cuerpo para que se equilibre.

Gracias a la terapia de polaridad, se pueden equilibrar los campos de energía, permitiendo la elasticidad del cuerpo y descongestionando las corrientes inalámbricas.

El cuerpo humano está formado básicamente por agua, que es incapaz de retener la energía pránica a menos que se renueve constantemente. Por tanto, la energía no se puede acumular en el cuerpo, debe ser renovada a diario al respirar. Señala el doctor Stone, a propósito de ello: «Es evidente que el cuerpo fue hecho para trabajar, la mente para pensar y el alma para disfrutar. Sin el pensamiento no se puede trabajar, sin el placer del trabajo y servicio, no puede haber felicidad en nuestra alma».

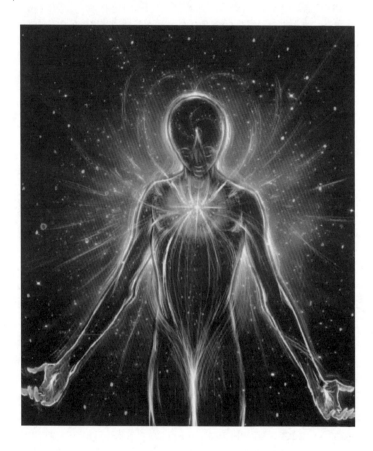

Tipos de terapia

En la terapia de polaridad confluyen diversos tipos de terapia.

- **Sesión general:** Incorpora los 5 elementos básicos y se lleva cada uno a su centro, a fin de comenzar a equilibrar el cuerpo físico y energético
- **Tríadas:** Enfocadas a reforzar el o los elementos débiles en el cuerpo físico, para corregir problemas orgánicos y emocionales del paciente.
- **Armonización de chakras:** Se trabaja con la energía vital de los chakras y se van equilibrando en el transcurso de las terapias
- **Patrón Pentamirus:** Terapia enfocada al aspecto emocional, equilibra las emociones derivadas de la combinación de los elementos en nuestro cuerpo.
- **Armonías espinales:** Se trabaja en la columna vertebral, ya que es el soporte del cuerpo físico y contiene los centros vitales de energía, así como las corrientes principales Sushumna, Ida y Pingala.

La técnica

La terapia de polaridad se basa en la idea de que las enfermedades, ya sean mentales o físicas, son una consecuencia del bloqueo de la energía vital, que es llamada prana o ki, o chi, en las diversas tradiciones orientales. Los terapeutas de este sistema sostienen que pueden diagnosticar qué campos o pautas energéticas están bloqueadas y detectar el tratamiento adecuado para restablecer el flujo de energía adecuado.

Y una de las cosas que mayor desequilibrio puede producir es la inactividad. Al actuar y mover nuestro cuerpo, el pensamiento se vuelve en acción, y con ello la energía activa distintas partes fundamentales del organismo. Si las corrientes energéticas no están libres, la vitalidad se reduce, la percepción y la capacidad de sentir del organismo merma, y el cuerpo se halla cansado, tenso.

El bloqueo de energías tiende a potenciar los desequilibrios mentales, emocionales y físicos. Y cuanto mayor es ese bloqueo, peores son dichos desequilibrios. La edad de las personas también es un factor condicionante, ya que el cuerpo pierde flexibilidad, se vuelve rígido, las articulaciones se tornan dolorosas y los tejidos acumulan toxinas.

A este respecto, Wilhelm Reich sostenía que los sentimientos y emociones no expresados limitan nuestra manera de sentir y actuar en el presente y ello se traduce, a nivel físico, en la postura corporal. Implican un modo de moverse, de caminar, de sentir, de relacionarse y de pensar, en definitiva, de ser. Sus teorías inspirarían las bases de la psicoterapia corporal, de la terapia Gestalt y del análisis bioenergético. Para Reich no existe una dualidad mentecuerpo. Lo físico es más burdo, lo emocional es más sutil. Tanto los síntomas físicos como los mentales son parte de un mismo sistema energético.

Los cuatro puntos de la terapia de polaridad son:

- **Toque terapéutico:** Consiste en unos toques o manipulaciones para equilibrar y restablecer el flujo energético a modo de masaje muy suave.
- **Dieta de polaridad:** Se trata de una dieta depurativa y purificante para propiciar la desintoxicación del

cuerpo para potenciar al sistema energético en su proceso curativo.

- **Yoga de polaridad:** Consiste en asanas, estiramientos y ejercicios pensados para ayudar al flujo energético, así como su equilibrio.

- **Proceso psicológico:** Para la terapia de polaridad los pensamientos, emociones y sentimientos que no son procesados y sanados también bloquean los flujos de energía y producen enfermedad, por lo que también trabaja en la toma de conciencia y gestión de esos conflictos para sanarlos.

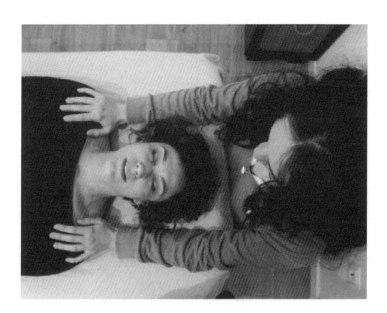

Sesión general de trabajo con el paciente

En vez de hablar de tejidos y órganos en la terapia de polaridad se acostumbra a hablar de anatomía inalámbrica, refiriéndose a los circuitos, campos y pautas energéticas que fluyen por el cuerpo.

La energía vital que parte de una fuente neutra no polarizada penetra en el ser humano a través de un centro energético y recorriendo el cuerpo por los canales Ida, Pingala y Sushumna. Cada uno de estos canales tiene una polaridad determinada.

Desde el mismo átomo hasta el sistema solar, todas las estructuras poseen campos electromagnéticos y tienen funciones polarizadas. El principio que rige la terapia de polaridad señala que la energía fluye a partir de una fuente neutra expansiva, moviéndose siempre hacia la periferia.

Agotado el impulso primario, la energía vuelve a la fuente con una polaridad negativa. Es decir, la energía, en su fluir, forma siempre un circuito entre dos polos, uno de repulsión de polaridad positiva y otro de atracción de polaridad negativa, buscando el equilibrio en un polo neutro.

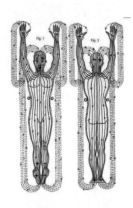

Equilibrio de la energía

Sentado junto a la cabeza del usuario, rodee con las palmas de sus manos el hueso occipital del usuario, con los dedos colocados sobre la unión del cuello y los hombros.

Con la mano derecha tome la parte posterior e inferior de la cabeza y con la izquierda deposite el pulgar sobre la frente.

El siguiente paso es situarse de pie, en el lado derecho del usuario y situar la mano izquierda sobre la frente mientras que la derecha balancea el abdomen por debajo del ombligo. Situar la mano izquierda sobre la pelvis, mientras que con la derecha se hace balancear la pierna. Mover de un tirón la muñeca, rotar los brazos y hombros mientras se sujeta la muñeca, estirar los dedos. Poner el pulgar sobre los tendones debajo del codo y alternar la estimulación de esta zona mientras se balancea el abdomen por debajo de las costillas inferiores. Hay que repetir estas manipulaciones sobre el lado izquierdo del usuario.

Luego hay que colocarse a los pies del usuario y estimular alternativamente los puntos del tobillo con inflexión del pie primero y con extensión del pie después. A continuación, estimular la parte superior del tobillo con ambos pulgares, alternando estirones en el dedo del pie con compresión sobre la parte superior y la inferior de los tendones del pie, empleando el dedo pulgar.

En general, los ejercicios energéticos son sencillos, suaves y fáciles de realizar. Requieren poco tiempo pero aportan grandes beneficios al organismo. Ayudan a mantenerse centrados pero tienen la característica de poner en movimiento rápidamente la energía vital, lo que aumenta la vitalidad.

Marion Pegouret

Se puede empezar por una postura muy fácil, la de ponerse en cuclillas, como si se tratara de un retorno a una posición fetal, el momento en que las energías recorrían la fase formativa. Esto ayuda a acercar físicamente los puntos de correspondencia y nos conecta con la energía de la tierra. De igual manera, la postura permite el suave estiramiento de todos los músculos principales del cuerpo. Los movimientos mecedores suaves y cíclicos inician el proceso de liberación del cuerpo, estirando la columna vertebral, distendiendo el cuello y abriendo el tórax como el corazón.

Algunos ejercicios para mejorar las articulaciones son:

- Estiramiento de espalda: Eleve un hombro hasta colocarlo a 90°, y con la otra mano, ejerza presión sobre el codo, estirando y manteniendo la tensión durante 15 segundos. Repita el movimiento tres veces.

- Estiramiento de inclinación lateral: Incline lateralmente el cuello hacia la derecha, ayudándose con la mano contraria. Mantenga la posición durante 15 segundos, y repítala tres veces alternando los dos laterales del cuello.

- Estiramiento lumbar: Estírese, flexione las piernas, coloque la mano detrás de los muslos y lleve las rodillas hacia el pecho. ¡No olvide respirar correctamente!

- Respiración abdominal: Inspire, dejando entrar el aire por la nariz y notando como la barriga se hincha. Expulse el aire lentamente, hasta que note que ha salido todo.

- Movimiento de hombros: Inspire y levante los hombros, manteniendo esta postura durante seis segundos y expulsando a continuación el aire para relajar.

- Tonificación de abdominales: Inspire estirado boca arriba y expulse el aire, imaginando que dirige su ombligo hacia el suelo. Mantenga la contracción unos seis segundos. ¡Esto ayuda con los abdominales!

- Estiramiento de piernas: Trabaje los cuádriceps tirando la pierna hacia atrás con la ayuda de la mano y llevándola hacia los glúteos. Repita el ejercicio tres veces con cada pierna.

- Plancha abdominal: Con este ejercicio, consistente en aguantar el peso del cuerpo estirado con los brazos flexionados y la ayuda de los pies, manteniendo el cuerpo en posición recta, conseguirá además unos buenos abdominales.

- Extensión de muñeca: Estire el brazo hacia delante con la palma dirigida hacia el techo y luego flexione hasta que la mano quede vertical, con la ayuda de la otra mano.

- Flexión cubital: Estire el brazo, ahora con la palma dirigida hacia abajo y estire con la mano contraria hasta que quede en posición vertical. ¡Sus muñecas se lo agradecerán!

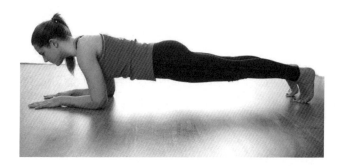

Marion Pegouret

Manipulación sobre el occipucio y el décimo nervio craneal

Se trata de un tipo de manipulación que induce al usuario a la relajación general.

El usuario se sitúa en posición decúbito supino. El terapeuta se sienta junto a la cabeza del usuario, la levanta y sitúa su mano derecha por debajo. Con las manos hay que asir el hueso occipital. La posición debe mantenerse varios minutos, hasta que empiece a percibirse cierta sensación de hormigueo o calor.

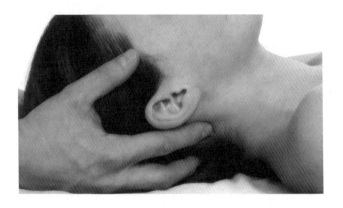

Manipulación de la frente y el occipucio

Este tipo de manipulación equilibra las corrientes energéticas de la parte anterior del cuerpo, moviéndolas hacia los pies del usuario.

Junto a la cabeza del usuario, coloque su mano derecha bajo el cuello del usuario. Deslice su mano derecha hasta que el pulgar y los dedos agarren el borde occipital (el borde inferior del hueso craneal). La cabeza del usuario debe descansar suavemente sobre la palma de la mano derecha del terapeuta.

Con la mano izquierda sobre la frente del usuario, el pulgar izquierdo trata de contactar con la fontanela, que se encuentra en el centro de la cabeza, lo que servirá para estimular el fluido craneal que rodea el cerebro.

Balanceo de la pelvis

El objetivo de este ejercicio es liberar la tensión en la pelvis y la cadera.

Lo primero que tendrá que hacer el terapeuta es situarse de pie, al lado derecho del usuario. A continuación se deposita la palma de la mano izquierda sobre la frente del usuario, bajando la mano derecha a la altura del ombligo. Hay que balancear el abdomen sin deslizar la mano derecha durante dos minutos.

Manipulación del interior del tobillo con flexión del pie

Se trata de estimular la energía que fluye a través del tobillo. Junto a los pies del usuario, el terapeuta toma el talón de su pie derecho con la mano derecha, mientras que con la mano izquierda flexiona su pie.

A continuación, suelta la posición flexionada del pie y presiona hacia el lado derecho. Repita la flexión tres o cuatro veces, presionando alrededor de las áreas del tobillo.

Repita la misma operación ejerciendo la presión sobre la parte exterior del pie.

Rotación del tobillo

De pie, junto a los pies del usuario, coloque sus dos pulgares en el espacio hueco que hay sobre la parte superior del tobillo derecho, mientras que los otros dedos descansan suavemente sobre ambos lados del tobillo.

Estimule unas diez veces la parte superior del tobillo en dirección a las agujas del reloj, presionando con la suficiente fuerza para poder balancear su cuerpo.

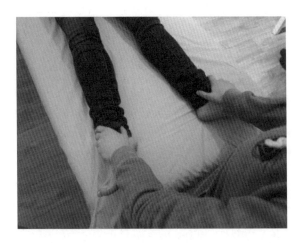

Compresión de los tendones y estiramientos de los dedos del pie

La finalidad de este trabajo es estimular las corrientes de energía que fluyen sobre cada dedo del pie.

A tal efecto, el terapeuta, se coloca junto a los pies del usuario y con la mano izquierda agarra el dedo gordo del pie derecho del usuario. Debe hacer girar el dedo tres o cuatro veces en cada dirección.

Mientras que la mano derecha está sobre el pie, los dedos se dejan por abajo, sobre los tendones que conectan con el dedo del pie. Con la mano izquierda debe estirarse el dedo del pie tirando hacia el mismo terapeuta. Repita el estiramiento del dedo del pie alternando con trabajo de compresión del tendón unas cuatro veces. Cuando relaje el dedo del pie, aproveche para comprimir los tendones.

Tirar de la pierna

Este trabajo sirve para liberar energía de la cadera y de la parte inferior de la espalda. Con ambas manos se toma el pie derecho del usuario. El terapeuta, de esta manera, coloca sus dedos de una mano por encima de los de la otra mano por encima del empeine del usuario, mientras que los pulgares se sitúan por debajo de la planta del pie.

Tras una fuerte inhalación del usuario, flexione el pie mientras se inclina hacia su cabeza. Tras la exhalación del aire, tire hacia usted la pierna externa de una manera rápida, mantenga esta posición durante varios segundos y suéltela.

Balanceo de la pelvis y la rodilla

Con este trabajo se consigue promover la relajación de la pelvis.

Sitúe la palma de la mano izquierda sobre el hueso derecho pélvico de la pierna derecha del usuario, con los dedos señalando a los pies. La mano debe situarse por encima de la rodilla, sobre el lado externo de la pierna derecha. A continuación, balancee suavemente la pierna con la mano derecha en un movimiento rítmico. Repita la operación unas diez veces.

Tirar de la muñeca

La finalidad de este ejercicio es estimular la energía que fluye a través de la muñeca por todo el brazo.

Con ambas manos, el terapeuta toma la muñeca derecha, con los pulgares sobre la parte superior y los otros dedos por debajo. Es el momento de dar un tirón en la muñeca, repitiendo la operación unas diez veces.

Rotación de los brazos y los hombros

Con este trabajo, se estimulan las corrientes de energía que fluyen por encima de los brazos y los hombros.

Sostenga la muñeca derecha del usuario con ambas manos, entonces haga girar su brazo y su hombro en un movimiento circular relajado. Rapita este movimiento unas diez veces en una dirección y luego otras tantas en dirección opuesta.

Presión sobre un punto reflejo en el lado interno del codo

De esta manera se consigue estimular la energía que fluye a través del hígado sobre el lado derecho del cuerpo y el estómago sobre el lado izquierdo.

Con el pulgar de la mano derecha se debe presionar sobre un punto del antebrazo derecho del usuario, un punto que se halla en el espacio óseo del lado interno del codo derecho. Desde ahí, vaya bajando y tratando de mover hacia dentro. De esta manera se consigue contactar con un punto reflejo del hígado. En el brazo izquierdo se halla el punto reflejo del estómago.

Presión sobre el codo y la costilla inferior

Con este trabajo se estimula la energía de la vesícula biliar en el lado derecho y el bazo en el lado izquierdo.

Sostenga el codo derecho del usuario en la palma de la mano izquierda y deje el pulgar sobre el antebrazo, por debajo del codo.

Coloque la mano derecha sobre el abdomen del usuario, debajo del diafragma, de modo que sus costillas inferiores encajen entre el pulgar y los dedos que están al aire.

Estimule el codo presionando primero hacia abajo y luego hacia arriba, hacia el hombro del usuario en un suave movimiento circular.

Alterne la estimulación del codo con un suave balanceo del abdomen.

Balanceo en la zona de la pelvis

De esta forma se estimulan las profundas corrientes del caduceo que pasan por la espina dorsal.

Coloque la parte inferior de su mano derecha sobre la parte interna del hueso pélvico del usuario. Y la parte inferior de la mano izquierda en la articulación anterior del hombro derecho del usuario. Los dedos de la mano izquierda debe asir suavemente el hombro derecho del usuario. Con una ligera presión sobre el hombro, se balancea ligeramente la pelvis del usuario entre diez y quince veces, primero de manera suave y aumentando la fuerza progresivamente.

Equilibrio en las corrientes energéticas de la cabeza

Coloque el dedo gordo de su mano derecha sobre la parte inferior del occipucio del usuario, a la derecha de la espina dorsal. El dedo de su mano izquierda debe situarse entre la nariz y la ceja derecha del usuario.

Estimule suavemente la parte inferior del occipucio durante un minuto y medio.

Para equilibrar la energía en los lados derecho e izquierdo del cerebro coloque los dos pulgares sobre la fontanela del usuario. A continuación coloque los meñiques sobre los puntos de la mandíbula a uno y otro lado de la cabeza del usuario. Coloque los otros dedos donde caigan naturalmente, sosteniendo las manos entre uno y dos minutos.

Equilibrar las corrientes de la parte posterior del cuerpo

Con la mano derecha, tome el cuello del usuario y deslice su mano hasta agarrar la parte inferior del occipucio con el pulgar. Luego, coloque el pulgar de su mano izquierda sobre la fontanela del usuario. Con los otros dedos de su mano izquierda vaya bajando por la frente hasta las cejas.

Equilibrar los chakras

Con las manos en forma de puño, coloque el pulgar derecho en el ombligo del usuario. Y su pulgar izquierdo en el punto situado entre sus cejas. Mantenga la posición dos minutos tratando de percibir la energía vital.

Frotamiento de la espalda y frotamiento frontal

Situado detrás del usuario, lleve sus manos a los hombros de este. Dirija sus manos entre uno y otro, cruzándolas sobre la espina dorsal y el cuello del usuario. Luego, frote el cuerpo, bajando por ambos lados de la espina dorsal hacia las nalgas del usuario. El frotamiento se efectúa con un suave movimiento continuo, tratando de percibir la energía del usuario.

A continuación, sitúese frente al usuario. Coloque, como antes, las manos sobre los hombros, a lo largo del cuello. Frótese las manos en movimiento continuo hacia los hombros, bajando por los brazos y piernas.

Este tratamiento debe durar entre 20 y 45 minutos para que sea eficaz.

Patrón Pentamirus

Este patrón muestra los cinco flujos elementales de energía y la forma como se mezclan para producir las energías del cuerpo. Cada energía particular interactúa y se entreteje con cada uno de los diferentes elementos. La combinación de los diferentes elementos da como resultado otros diferentes 25 elementos.

Así, en el ámbito de las emociones tenemos:
Éter: aflicción
Éter combinado con aire = produce deseo
Éter combinado con fuego = produce ira
Éter combinado con agua = produce amor
Éter combinado con tierra = produce miedo

En el terreno de los movimientos, las combinaciones que se establecen son:
Aire: velocidad
Aire combinado con éter = produce estiramiento
Aire combinado con fuego = produce sacudidas
Aire combinado con agua = produce movimiento
Aire combinado con tierra = produce contracciones

Referente a las motivaciones fisiológicas, las relaciones que se establecen son:
Fuego: Hambre
Fuego combinado con éter = produce sueño
Fuego combinado con aire = produce sed
Fuego combinado con agua = produce lujuria
Fuego combinado con tierra = produce pereza

Respecto a los fluidos corporales:
Agua: semen
Agua combinado con éter = produce saliva
Agua combinado con aire = produce sudor
Agua combinado con fuego = produce orina
Agua combinado con tierra = produce sangre

La energía del cuerpo en los tejidos se origina:

Tierra: huesos

Tierra combinado con éter = produce pelo

Tierra combinado con aire = produce piel

Tierra combinado con fuego = produce vasos sanguíneos

Tierra combinado con agua = produce carne

La estrella de cinco puntas

El ser humano se halla atrapado en su globalidad, en la interacción sistemática de sus cinco dimensiones principales: Física, afectiva, racional, social y espiritual. Son dimensiones que engloban la totalidad de su entorno local y universal.

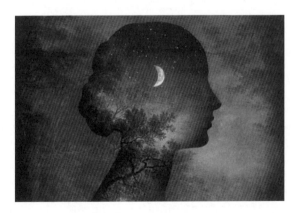

En el permanente diálogo que tienen que emplear el terapeuta y sus pacientes, la comunicación debe incluir la palabra, pero también las posturas, los gestos y los micro-

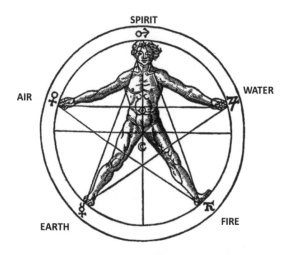

gestos, las emociones implícitas o subyacentes. Las aso-
ciaciones se hacen libremente en función del modo prefe-
rencial de cada persona y cada momento.

Una estrella de cinco puntas es una representación sim-
bólica del enfoque holístico y multidimensional del hombre.
Es el enfoque del individuo en su globalidad y en la interacción sistémica de sus cinco dimensiones principales.
Este pentagrama en forma de estrella simboliza el hombre,
según una tradición que se remonta a Pitágoras pero que
Leonardo da Vinci popularizó. Las cinco dimensiones del
pentagrama son las siguientes:

- La dimensión física representa el cuerpo, la sensua-
  lidad, la motricidad y la sexualidad.
- La dimensión afectiva representa el corazón, las
  emociones, los sentimientos, la relación del amor, el
  otro, etc.

- La dimensión racional representa la cabeza con sus dos hemisferios, las ideas y la creatividad.
- La dimensión social se refiere a la relación con los demás, al ámbito social, al entorno humano, al ámbito cultural, etc.
- La dimensión espiritual hace referencia al lugar del hombre en el entorno cósmico y el ecosistema global.

La representación del pentagrama en las diferentes tradiciones

- Para los celtas, el cinco representaba la totalidad.
- Para los aztecas, es la representación del hombre, la conciencia del mundo y el número del mundo presente.
- En el Islam, el pentagrama es un símbolo beneficioso, simboliza los cinco dedos de la mano de Fátima que evitan la mala suerte.
- Para los antiguos griegos, el cinco se consagró a Higía, la diosa la salud y del bienestar.

El orden en el que se han dispuesto los diferentes polos no es fortuito. El hombre se apoya en dos piernas, asegurando así su anclaje a la tierra y al mundo físico y metafísico. Sus dos brazos le dan la posibilidad de entrar en contacto con los otros. El brazo izquierdo al lado del corazón y el brazo derecho más activo. La parte izquierda del pentagrama hace referencia a la vida interior del hombre (cuerpo, corazón y cabeza), mientras que la derecha hace referencia a su entorno próximo (social) o global (cósmico).

El terapeuta suele utilizar el pentagrama para proponer a su cliente que haga un diagnóstico de su persona y así analizar las diferentes percepciones y sus posibles disfunciones. Este enfoque multidimensional pone en evidencia los vínculos entre los diferentes polos y sus interacciones.

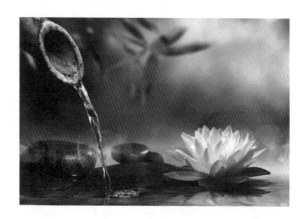

Beneficios que aporta la terapia

La terapia de polaridad es recomendable para prevenir y tratar cualquier patología, sea aguda o crónica. Además de la mejoría y de todas las sensaciones agradables y placenteras, su aplicación puede traer como consecuencias una cierta sensación de cansancio, de hormigueo en ciertas partes del cuerpo, ya que los toques son sutiles y los cambios que producen en el patrón energético son profundos. Es recomendable cuidarse, disminuir el ritmo habitual, hidratarse, de modo que el organismo pueda integrar toda la información recibida.

En líneas generales, puede decirse que la polaridad puede ayudarnos a:

❏ Aumentar nuestros niveles de energía, es decir, sentirnos con fuerza, ganas, ilusión, sensación de capacidad y poder; también aporta alegría, serenidad, sentido vital

❏ Conseguir un mayor sentido de equilibrio, identidad, evolución y conexión personal; facilita el camino del autoconocimiento y la evolución personal.

❏ Descubrir, rescatar, desarrollar nuestros recursos internos, habilidades, fortalezas y talentos para encararnos a cualquier situación y/o hacerlo de una forma nueva más adaptativa y eficaz.

❏ Restablecer la salud a nivel físico; puede mejorar problemas de fatiga, insomnio, fibromialgia, artrosis, estrés, ansiedad, depresión, dolor de espalda y cervicales, molestias digestivas, problemas articulares, fobias y traumas, etc.

4. La práctica de la terapia

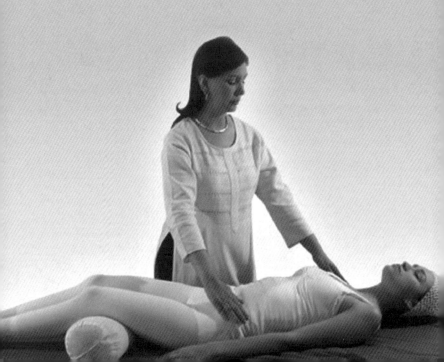

El doctor Stone pensaba que el papel de la mente era fundamental en el proceso de sanación. Puso especial énfasis en la necesidad de dirigirla hacia un estado de pensamiento consciente y discriminatorio, describiendo cómo afectaban los pensamientos a la percepción de la vida y al estado de salud o enfermedad del cuerpo.

La terapia de polaridad ofrece un modelo que abarca la teoría y la aplicación práctica del principio fundamental de que la energía influye en el proceso de sanación. Este conocimiento capacita al terapeuta para desentrañar y sintetizar la diversidad de efectos que se originan por hechos causales, a través de la observación racional e intuitiva de la actitud y la conducta del paciente, a través de una serie de preguntas que sintetizarán las opiniones y creencias personales del paciente. Esto nos dará una idea sobre cómo se organizan sus procesos vitales.

La relación del terapeuta con el paciente

Existe un número infinito de pensamientos, emociones, sensaciones e impulsos que constantemente emergen y chocan entre sí, causando ansiedad y desintegración. El mundo de una persona con trastornos emocionales suele estar fundamentado en tales colisiones. El trabajo con polaridades se centra en lograr que la gente llegue a tomar conciencia de cada una de las partes opuestas que conviven en su personalidad.

Una vez lograda esta toma de conciencia se puede restaurar el contacto de tales oposiciones, integrando la toma de decisiones para poder así ejercer un mayor control sobre la propia conducta.

El terapeuta debe velar por su propia salud física, mental y espiritual, en constante autoobservación y revisión personal y profesional. Debe saber reconocer los límites de su propio cuerpo y de su mente. Con el fin de mantener, además, una visión neutra y una perspectiva sanadora, deberá mantenerse fuera del círculo personal de sus pacientes, promoviendo una relación terapéutica auténtica y profunda. El terapeuta trabaja como un catalizador del inconsciente del paciente y ejerce como el fiel de una balanza que vela por su equilibrio.

Pero el verdadero sanador es la persona que recibe la energía, la función del terapeuta es la de actuar como catalizador que accede y utiliza un campo de energía vibratoria más elevada.

El trabajo de sanación está muy relacionado con el amor, por lo que el terapeuta debe aprender a mantener activo el campo vibratorio del amor. Los mismos toques que practica el terapeuta con su compañero están hechos con el tejido de un amor que impregna la naturaleza del ser y que se expresa a través de sus manos, al margen del estado de ánimo de la persona que se somete a terapia. Es la energía fundamental, instintiva, básica.

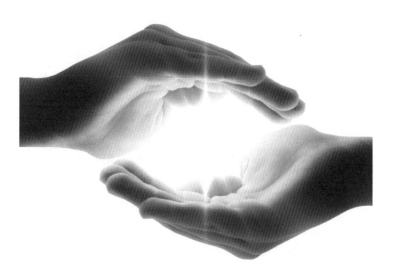

Las manipulaciones

La armonización de la energía vital mediante las manipulaciones de polaridad restablece el equilibrio fisiológico, psicológico y mental. De manera general, la persona sentirá, a lo largo de una sesión de polaridad, una gran relajación asociada a un sentimiento de paz interior. La belleza de este trabajo es que todos los planos se tocan simultáneamente. Los beneficios específicos de esta práctica se suelen sentir a las 24 o 48 horas después de una sesión completa de polaridad.

El doctor Stone propone una serie de manipulaciones que el terapeuta debe realizar con sus manos en las zonas del cuerpo del paciente donde se detectan bloqueos en el flujo de energía.

La finalidad de estas manipulaciones es eliminar tales bloqueos y restaurar el equilibrio que propicia el restablecimiento de la salud.

Hay tres clases de toques:

- Asociado al polo positivo, que moviliza la energía bloqueada para que circule y tome la dirección adecuada; El fin de esta clase de toque es movilizar la energía bloqueada para que circule y tome la dirección adecuada.
- Negativo, que tiende a dispersar la energía, por lo que es muy válida en caso de bloqueos arraigados en el sistema. Tiende a dispersar la energía, por lo que es muy útil en el caso de bloqueos arraigados en el sistema.
- El neutral que da espacio e integra a los dos primeros. Tiene una resonancia con el polo neutro y es el que da espacio a los dos primeros, acercándonos a la quietud, la escucha activa, el toque suave.

A partir de un diagnóstico establecido según los principios de la terapia de polaridad, el terapeuta lleva a cabo una serie de toques realizados con las manos de forma determinada según el caso y en zonas específicas de la persona. Generalmente este proceso se realiza en camilla, pero a veces, según el estado de la persona, se lleva a cabo con la persona sentada en una silla. De esta forma el terapeuta facilita la libre circulación de la energía a través de la «anatomía inalámbrica», tal como el Dr. Stone la denominó, y la toma de conciencia por parte de la persona del propio sistema energético. El terapeuta acompaña el proceso.

La energía se transforma de manera sucesiva, desde el plano sutil hasta alcanzar la forma dentro del principio de polaridad. En ese proceso de transformación de lo más sutil a lo más físico, pasa por lo mental, lo energético y lo emocional. La anatomía inalámbrica se encarga de estudiar los diferentes patrones energéticos que se dan en el ser humano y la relación entre ellos, así como su correspondencia con los cuerpos físico y emocional.

La anatomía inalámbrica se fundamenta en la ley de los opuestos, en la atracción sutil de centro a centro. En esa atracción sutil el campo electromagnético pasa de la carga positiva a la negativa por un polo neutro. Cuando llega a este punto se traslada en un movimiento centrípeto, volviendo al mismo punto del que emergió. Este movimiento de cargas de los polos del campo electromagnético se denomina pulsación.

Es misión de la anatomía inalámbrica analizar los distintos patrones energéticos que se dan en el ser humano y la relación entre ellos, así como la correspondencia entre los cuerpos físico y emocional. La energía constituye la base de un sustrato que alimenta todo tipo de sentimientos, emociones y pensamientos, y que se reflejan en nuestra estructura física.

Esta energía discurre por las llamadas ruedas de energía o chakras, por las que desciende por el centro del cuerpo, desde la cabeza hasta el coxis. Cada uno de esos centros de energía funciona como un elemento transformador, donde la energía va tomando la forma del elemento que le es propio. Esto es: la energía penetra desde el séptimo chakra hasta el sexto y de ahí se distribuye por todo el organismo a través del canal sutil energético situado en el centro de la columna. De ahí desciende hasta el cuarto chakra, el tercero, el segundo y el primero, generando el aire, el fuego, el agua, la tierra y el éter. Recordemos que:

- Aire es el movimiento, todo aquello que se mueve, la mente, la expansión.
- Fuego es la dirección, la inteligencia del sistema.
- Agua es la unión, fusión, creatividad, la forma, la cohesión.
- Tierra es la estructura, la concreción, la cristalización.

Estos toques sutiles realizados con los dedos o con toda la mano tienen tres variantes o cualidades: un toque de quietud o de paz, un toque de suave movimiento o expansión y un toque de presión progresiva, freno y contención.

La gran aportación de la terapia de polaridad es su capacidad de integración, a partir de los distintos cuerpos que integran el organismo humano. La mente no es distinta del cuerpo, ni la energía y la vitalidad son diferentes de la mente y el cuerpo.

Terapia holística

En la terapia holística se considera al ser humano como una unidad del cuerpo, mente y espíritu, a diferencia de la medicina tradicional que se ocupa únicamente de la parte física.

En las terapias holísticas el terapeuta trabaja para descubrir y solucionar los problemas y conflictos del paciente llevándolo a un estado de armonía, equilibrio y salud. Se tiene en cuenta el entorno del paciente, sus costumbres y estilo de vida. El diagnóstico holístico es importante para lograr la salud, ya que contempla al ser humano en su totalidad y se ocupa de evaluar los problemas de conexión energética entre cuerpo-mente-espíritu. Se le da importancia a las causas que provocaron la enfermedad y no a los síntomas. En muchos casos, la enfermedad o trastorno de salud se debe a factores emocionales y mentales más que físicos.

La terapia holística se emplea mayormente como terapia complementaria alternativa que puede ser de gran ayuda para muchas situaciones sanitarias, y es importante decir que no reemplaza a ningún tratamiento médico.

Si el hombre es un «todo» significa que hay que prestar atención a todas sus partes, para encontrar el centro o «polo neutro», donde no hay carga, por lo que al no haberla, no hay dolor ni enfermedad. El cuerpo sigue a la energía y la energía al pensamiento, es decir, que lo físico sigue a lo energético y lo energético a lo mental. De ahí la importancia de conocer los distintos campos de su mutua influencia y relación.

El trabajo corporal se desarrolla en sesiones individuales, que constituyen el núcleo de la aplicación terapéutica. Los toques manuales inciden en los patrones energéticos disfuncionales, que pueden expresarse en patologías específicas y en diferentes niveles anatómicos, fisiológicos y psicológicos.

El objetivo de la terapia –no hay que olvidarlo- es restablecer el libre flujo de las corrientes y las pautas energéticas, ya que es en su flujo libre donde se halla el potencial inherente de curación.

En cada sesión terapéutica se pueden apreciar distintos niveles de aplicación y enfoque, siendo dos las premisas fundamentales de trabajo: saber crear el espacio apropiado para el proceso de curación del paciente y poder potenciar el proceso evolutivo del paciente. En cada sesión, el terapeuta elabora un diagnóstico energético, decidiendo en cada momento las estrategias específicas más adecuadas.

La terapia de polaridad pone en manos del paciente las pautas y herramientas específicas de autoayuda, como una dieta adecuada, la práctica del yoga, saber cambiar las actitudes y el reconocimiento de valores, para que él mismo pueda participar de una forma activa en su proceso de curación. Al hacerse consciente de su situación, puede ser capaz de tomar las decisiones más oportunas y favorables para el mantenimiento de su salud, decidiendo –en colaboración con el terapeuta– el grado de ayuda que precisa desde la terapia.

Los toques son un poderoso trabajo de curación. Pero antes de que el terapeuta empiece a practicarlos es importante empezar por aprender los ejercicios energéticos, que son fáciles de aprender y muy placenteros. Solo se precisa algo de tiempo para practicar esas técnicas debidamente.

Gracias a ellos, se toma más consciencia de la Fuerza Vital y de las sensaciones físicas que genera el tacto.

Una vez se conocen estos ejercicios energéticos, se está más preparado para aprender las técnicas de respiración básicas. El inicio de la sanación empieza al combinar los ejercicios energéticos con los de respiración. Para empezar hay que mantener un estado mental relajado, ya que cuanto menor sea el grado de tensión, mejor funcionará la terapia. Y para ello se pueden realizar los siguientes ejercicios:

❏ Sentir el dedo: Levantar un dedo en el aire y dedicar un par de minutos a sentir cualquier sensación que rodee a esta extremidad. Empezar sintiendo la piel, la sangre circulando por él, cómo se encarna la uña... La clave es usar la atención enfocada para sentir completamente el dedo. Este ejercicio es muy útil para darse cuenta de cómo la energía sigue al pensamiento. Al incrementar la sensación en el dedo, y por tanto llevar la energía allí, se están produciendo cambios fisiológicos en el cuerpo. Es una manera de sentir la fuera vital. Algunos la describen como si fuera un cosquilleo, otros como una vibración, un zumbido. Es decir, cada persona experimenta la fuerza vital de una manera distinta.

❏ Ahora vamos a tratar de sentir otras partes del cuerpo: Se trata de llevar la energía a otras zonas, si bien las sensaciones que se experimentarán serán similares. Se puede empezar por tumbarse sobre una esterilla, sin zapatos ni cinturones ni nada parecido que apriete el cuerpo. Otra persona, de rodillas, iniciará ligeros toques en su cuerpo, empezando por los pies y en dirección ascendente. El toque debe cubrir toda la superficie de pies y tobillos, de forma suave. Así, se podrán sentir todas las sensaciones en esta zona, enfocando la atención en el discurrir de la energía. A continuación, el compañero debe apoyar las manos en la zona que está justo encima de los tobillos durante un par de segundos. Y luego soltar. Continuar en dirección ascendente, acariciando las rodillas, los muslos, las caderas, la parte inferior de la pelvis, el estómago, el pecho, el cuello y la cabeza. Estos toques sutiles tienen por finalidad estimular el flujo direccional de las energías. A algunas personas les cuesta más que a otras percibir estas sensaciones, pero con un poco de práctica cualquiera puede percibirlas.

❏ En vez de toques puntuales, ahora se trata de toques más largos, de unos veinte o treinta centímetros, ligeros, y que duren entre dos y cinco segundos. El propósito de estos toques más largos es movilizar la energía de manera más fluida y consciente. Se trata de crear una ola de energía que fluya por el cuerpo para luego poder sentir las sensaciones que dejen en el cuerpo. Cuando no se percibe nada en una zona en particular hay que olvidarse de momento de ese lugar y pasar al siguiente; puede significar que en ese punto la energía se halla bloqueada. Pero al activar otras áreas continuas, será más fácil que despierte.

❏ También se pueden realizar pases largos sobre la parte frontal y sobre la espalda. Se empieza con una caricia larga, desde los pies hasta la cabeza, subiendo por el torso. Y luego realizar el mismo proceso en la espalda, con una caricia continua desde los pies hasta la cabeza, bajando por los hombros y llegando hasta las manos.

❏ Hay personas que logran alcanzar tal nivel de eficacia, que son capaces de crear la sensación de dinamismo de su fluido vital solo con la ayuda de la mente. Usando su imaginación, son capaces de sentir cosquillas, calor, vibración, por todo su cuerpo. Y pueden experimentarla en cualquier zona de su cuerpo, empezando por los pies y hasta la misma cabeza.

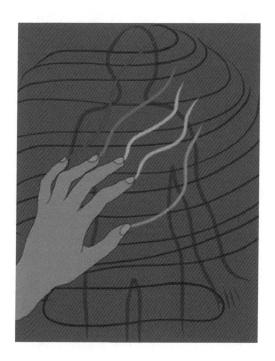

❑ En resumen, los tratamientos de polaridad contribuyen a prevenir la enfermedad, a acelerar el proceso de autocuración, a mitigar el dolor suprimiendo los bloqueos de energía que son causa y a favorecer la apertura de conciencia. El movimiento energético activado de este modo ayudará a aumentar la vitalidad, la flexibilidad del movimiento, la concentración, la calma. La creatividad, la capacidad de gozar de la vida, la sensación de estar en el propio cuerpo y de estar unificado. Además, el restablecimiento de la energía permitirá regularizar los diferentes sistemas fisiológicos.

Técnicas básicas de respiración

La respiración puede entenderse como un proceso automático, al inhalar entra el oxígeno por los pulmones y, al exhalar, se desprende dióxido de carbono. Ello produce un efecto beneficioso en la mente y el cuerpo, pero de tipos de respiración hay muchos y sus efectos pueden ser también diferentes. Todo depende de hacer de este simple acto, un hecho consciente y voluntario, controlado, gracias al cual se pueden hacer frente las más diversas situaciones de la vida cotidiana.

La respiración está asociada al sistema cardiaco, no hay que olvidarlo, puesto que el transporte de oxígeno y dióxido de carbono lo produce la sangre a nivel celular.

Una de las más conocidas y más habituales en los ejercicios clásicos de yoga es la llamada **respiración completa**, que trata de aprovechar toda la capacidad pulmonar unificando la respiración abdominal, torácica y clavicular. Esta respiración aporta serenidad, claridad y concentración. Sus beneficios son muchos:

- Aprovecha y amplia toda nuestra capacidad pulmonar.
- Proporciona una gran oxigenación.
- Activa la circulación y tonifica el corazón.
- Masajea los órganos.
- Nos entrena en el autocontrol.
- Mejora la percepción de uno mismo, y por ende la autoestima.
- Proporciona serenidad y concentración.

Se puede practicar tumbado o sentado y consta de tres fases; en la primera el aire se dirige hacia el abdomen, en la segunda hacia la parte media (o **respiración costal** o **torácica**) y en la tercera se produce la respiración clavicular hacia la parte alta. La espiración se produce en orden inverso, primero se expulsa el aire de la parte alta, a continuación de la parte media y, finalmente, de la parte baja.

❖ Coloque una mano sobre su vientre y otra sobre el pecho. Expulse el aire dos o tres veces a fondo.

❖ Empiece con una inspiración lenta y profunda llevando el aire hacia la parte baja de los pulmones y sienta cómo empuja la mano que tiene en el vientre. Continúe inspirando el aire mientras dilata la zona de las costillas.

❖ Cuando la zona costal esté dilatada, inspire un poco más a la vez que las clavículas se levantan. Ahora los pulmones están llenos de aire. Retenga unos instantes el aire procurando no tensar el rostro, el cuello o los hombros.

❖ Expulse el aire haciendo que salga primero de la parte clavicular, luego de la costal, y finalmente de la abdominal, expulsando el aire totalmente. Es decir, la expulsión se hace de manera inversa a la inspiración, de manera que la zona baja es la primera que se llena y la última que se vacía.

❖ Mantenga unos instantes los pulmones vacíos, y cuando sienta el impulso de inspirar, hágalo repitiendo los pasos anteriores.

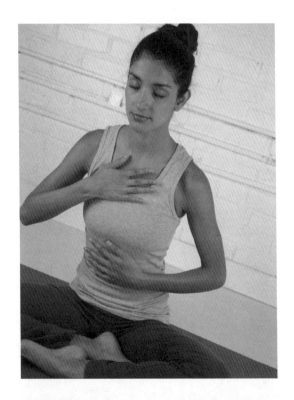

La **respiración clavicular** es la más superficial que existe, se puede percibir fácilmente colocando la palma de la mano en la parte superior del pecho, justo por debajo de la garganta. Durante la inhalación, hombros y clavícula se elevan, mientras que el abdomen se contrae. El aire se introduce lentamente, pero sin levantar los hombros por ello. Solo la parte superior de los pulmones recibe un aporte de aire fresco. Es la manera menos eficiente de respirar, solo se puede entender como parte integrada de la respiración completa, ya que es entonces cuando adquiere todo el valor y utilidad. Las personas que practican una respiración clavicular suelen ser de carácter nervioso, viviendo con cierta ansiedad y tensión los hechos de su día a día.

La **respiración con el mentón hacia dentro** o *Murcha pranayama* estimula la tiroides y estira los músculos de la nuca. Al estimular esta glándula, contribuye a regular el metabolismo. Su práctica potencia la fuerza de voluntad y la concentración, fomentando la sensación de paz interior. Para su realización hay que sentarse con la columna extendida, cerrando los ojos. A continuación inhalar por la nariz y contar hasta cinco. Levantar el pecho e inclinar al mismo tiempo la cabeza hacia delante para meter el mentón adentro. Se trata de retener la respiración mientras se cuenta hasta cinco y se exhala por la nariz, levantando la barbilla hasta que quede alineada con el suelo.

La **respiración torácica o costal** o *Uro pranayama* se realiza con los músculos intercostales expandiendo el tórax. Consiste en poner el foco de atención en la zona de las costillas, levantando las manos y dejándolas con suavidad sobre la parte superior del pecho. En la inspiración se llena la región media, dilatando el tórax, mientras los pulmones se llenan y el pecho se iza. Hay que imaginar cómo la parte frontal, lateral y posterior del pecho se van ensanchando y, por tanto, se va llenando la caja torácica. Al espirar, las costillas se juntan y el pecho se hunde.

La **respiración abdominal** o *Kuksa pranayama* lleva el aire a la parte más baja y amplia de los pulmones, es de carácter lento y profundo y en ella tiene un papel fundamental el diafragma. Su práctica puede servir para aliviar la tensión y calmar la ansiedad. Se realiza sentado, concentrándose en el abdomen. Al inspirar se llena la parte baja de los pulmones, desplazando así el diafragma y provocando que el vientre salga hacia fuera. Para percibirla con claridad basta con cerrar los ojos y dejar las manos en la zona del abdomen. Veremos que el descenso del diafragma proporciona un masaje suave, constante y eficaz, mientras la barriga se expande y el pecho no se mueve para nada. Hay que contar hasta cinco mientras se respira. Con la espiración, el diafragma sube y la zona del estómago desciende. También es preciso contar hasta cinco mientras se exhala. Al espirar, los pulmones se vacían, ocupando un lugar muy restringido. Es importante vaciar al máximo los pulmones y expulsar de manera suave la mayor cantidad posible de aire. La consecuencia de todo ello es que el vientre se relaja. Inspiración y espiración deben ser actos plenamente conscientes para percibir con claridad el movimiento del diafragma y las beneficiosas consecuencias que ello conlleva.

La **respiración fácil** o *Sukha purvak* empieza con una inspiración integral durante cuatro segundos. Hay que retener el aire dentro de los pulmones cerrando la glotis y apretando el mentón contra el pecho durante ocho segundos. A partir de aquí, levante la cabeza y haga una espiración completa. Una vez se ha practicado esta respiración durante una semana completa se consigue dominar el sistema nervioso, mejora la capacidad del rendimiento y se desarrollan las facultades mentales.

La **respiración alterna** también se conoce como *Anuloma viloma*. Es un magnífico ejercicio de control de la energía vital. En este ejercicio se alterna la respiración entre las dos fosas nasales. De hecho, el ser humano respira naturalmente de esta forma en ciclos de varias horas. En una persona sana, la alternancia se produce aproximadamente cada hora y cincuenta minutos. Normalmente la respiración se da predominantemente por la fosa nasal izquierda, que se conecta con el canal energético o nadi de la respiración fría llamado Ida o aire de la luna; luego pasa a la fosa nasal derecha, respiración caliente, canal llamado Pingala o aire del sol. La energía de la fosa izquierda es refrigerante mientras que la de la derecha produce calor en el cuerpo. Puede suceder que algunas personas tengan alterado este ciclo de respiración debido a hábitos como la alimentación o la falta de ejercicio físico. Si la respiración fluye durante más de dos horas por una misma fosa nasal significa que hay un desequilibrio. Si se trata de la fosa nasal izquierda, produce frío, descenso de la actividad metabólica del cuerpo. La fosa nasal derecha alterada supone aumento del calor del cuerpo y acarrea trastornos mentales y nerviosos. Se practica de la siguiente manera: primero se respira por una sola fosa nasal sin retención, después se respira de manera alterna sin retención respiratoria y, para finalizar, se hace una respiración alterna completa. Apoye el índice en el entrecejo y el dedo medio de la mano derecha en la palma de la mano. Coloque el pulgar en la fosa derecha de la nariz y el anular en la fosa izquierda. Inhale y exhale, cierre la fosa nasal con el pulgar e inhale por la fosa nasal izquierda mientras se cuenta

Marion Pegouret

hasta cinco. Luego, cierre ambas fosas nasales mientras retiene la respiración durante cinco segundos. Repita la operación cuatro veces más.

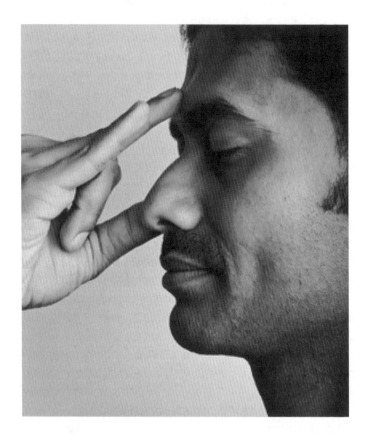

La **respiración sonora** o *Ujjayi* consiste en inhalar y exhalar a través de la nariz, haciendo ruido con la parte de atrás de la garganta. Es una respiración calmante, que equilibra el sistema nervioso y calma las emociones. Al inhalar el aire debe llenar el estómago, luego la caja torácica y, finalmente, la parte superior del pecho. A través de la nariz se hace la respiración y de ahí pasa a la garganta. La respiración debe sentirse viajando lentamente hacia abajo, adentrándose en los pulmones, empujando cada músculo a su paso. Y, para exhalar, se hace de la misma manera. Entre los beneficios de esta respiración se pueden hallar los siguientes:

- Enfoca nuestra atención con el presente.
- Se puede verificar la fluidez y continuidad de la respiración.
- Fortalece nuestros pulmones y los músculos abdominales.
- Mejora la concentración.
- Relaja el sistema nervioso.
- Mejora el funcionamiento de las glándulas en general y, en especial, de la tiroides.
- Permite el descenso de la presión sanguínea.

Siéntese cómodamente o estírese en posición supina. Exhale todo el aire contenido en sus pulmones. A continuación inhale por la nariz hasta llegar al abdomen y los pulmones de aire. Contraiga la parte posterior de la garganta y exhale e inhale por la nariz, tratando de emitir un tenue sonido silbante. Concéntrese en el sonido que emite y repita el ejercicio entre tres y cinco veces. La diferencia entre respirar de forma sonora (*ujjayi prânâyâma*) y respirar silenciosamente se halla en que al contraer la laringe se crea también una ligera contracción en los músculos intercostales. Esto hace que el aire que se inspira rozando las paredes internas del pecho, «empuje» dichas paredes para expandir el pecho.

Kumbhaka

La esencia del pranayama es la cesación voluntaria de la inspiración y la espiración. Esta retención del aliento, denominada en sánscrito kumbhaka, es la práctica más importante. Se efectúa con los pulmones completamente llenos (*antara*) o completamente vacíos (*bhaya*).

En kumbhaka la respiración es detenida tras cada inspiración y tras cada espiración entre tres y veinte segundos en los aprendices, y puede durar bastantes minutos en los yoguis experimentados. El efecto principal de estas retenciones es conseguir una mejor metabolización del oxígeno del aire y, naturalmente, todo lo que deriva de ello.

<u>Técnica con los pulmones llenos</u>

La retención con los pulmones llenos se denomina antara kumbhaka.

- Efectuar varias respiraciones completas y profundas igualando los tiempos de inspiración y espiración, sin llegar al cansancio. La respiración debe ser fluida y relajada.

- Después de 4 o 5 respiraciones, inspirar y suspender el movimiento respiratorio con los pulmones completamente llenos.

- Mantener la suspensión aproximadamente la mitad del tiempo invertido en inspirar y reanudar el movimiento respiratorio, espirando despacio y profundamente.

- Repetir de la misma forma 4 o 5 respiraciones más.

Si la respiración sigue siendo cómoda, se puede alargar el tiempo de la suspensión hasta que se igualen las tres fases respiratorias.

Si al término de la espiración se notan sofocos o una necesidad acuciante de inspirar, hay que detenerse y respirar normalmente dos o tres veces antes de reanudar el ejercicio.

Técnica con los pulmones vacíos

La retención con los pulmones vacíos se denomina *bhaya kumbhaka*. Se aprende una vez que se domina la técnica con los pulmones llenos.

- Efectuar varias respiraciones completas y profundas igualando los tiempos de inspiración y espiración, sin llegar al cansancio. La respiración debe ser fluida y relajada.

- Después de 4 o 5 respiraciones, espirar completamente y suspender el movimiento respiratorio con los pulmones vacíos.

- Mantener la suspensión aproximadamente la cuarta parte del tiempo invertido en espirar y reanudar el movimiento respiratorio, inspirando despacio y profundamente.

- Repetir de la misma forma 4 o 5 respiraciones más.

La **respiración de la cabeza** o *Kapalabhati* es un ejercicio que facilita la limpieza de las vías respiratorias y calma la mente. Conocida también como respiración energizante o purificadora, sirve también para estimular el metabolismo y elevar el calor corporal. Se caracteriza por una inspiración profunda con el abdomen relajado y una espiración forzada en la que los músculos abdominales se contraen rápidamente, empujando el diafragma hacia los pulmones, como si se tratara de provocar la tos. Así, de esta forma, se consigue expulsar el aire enrarecido y el dióxido de carbono. Sentado en una postura cómoda, empiece con una inspiración profunda, relaje los pulmones y realice una espiración rápida y activa, contrayendo los abdominales hacia la columna. A continuación relaje el abdomen, e inhale de manera natural y pasiva. Tras completar un ciclo de 20 respiraciones forzada y rápida, retenga el aliento sin esfuerzo y realice dos o tres respiraciones completas. Así:

- Mantenga las costillas relajadas de tal forma que el pecho permanezca prácticamente inmóvil durante la ejecución.
- Mantenga la columna estirada.
- Deje los ojos cerrados con la atención en los senos nasales.
- En la fase de retención se puede activar *Mula Bhanda* (contracción del suelo pélvico).
- No mover los hombros.
- No contraer los músculos faciales.

Se trata de una rápida eliminación de todas las mucosidades adheridas al aparato respiratorio que sirve para reforzar el sistema nervioso, al permitir la absorción de gran cantidad de oxígeno.

La **respiración zumbadora** o *Brahmari* es tonificante, calma el cuerpo y la mente. Solo hay que concentrarse en el sonido y la vibración que produce. Conocida también como la «respiración de la abeja». Durante su ejecución se pronuncia el mantra «Om», con la boca cerrada, así es más fácil conectar con la fuerza del sonido, ampliando la percepción y facilitando el ingreso al estado meditativo. Al concentrarse en el sonido, disminuye el ruido mental y permite al individuo relajarse, aliviando las secuelas de emociones y sentimientos negativos como el estrés, la ansiedad, la depresión o la ira. Siéntese con la columna bien recta y cierre los ojos. Inhale contando hasta siete, separe ligeramente los labios y emita el zumbido mientras exhala y cuenta el doble, hasta catorce. A medida que el zumbido aumente de intensidad, intente hacer vibrar los labios al exhalar. Repita el ejercicio un par de veces.

La **respiración materna sufí** o *Sufimata pranayama* sirve para fomentar una sensación de protección, seguridad y sustento. El aumento de aporte del oxígeno mejora el cutis y limpia los órganos internos al fomentar la eliminación de toxinas. Desde una posición sentada bien cómoda, respire por la nariz contando lentamente hasta siete. Luego retenga la respiración contando hasta catorce. Exhale contando hasta siete y permanezca sin respirar mientras se cuenta hasta catorce. Repita el ejercicio varias veces.

La **limpieza o purificación de los nadis** o *Nadisodhana* es la técnica de pranayama más clásica y difundida. Ayuda a limpiar y desbloquear los canales de energía en el cuerpo y también calmar la mente. Siéntese cómodamente con la columna recta y los hombros relajados. Coloque la mano izquierda sobre la rodilla izquierda, con las palmas mirando hacia el cielo. A continuación, sitúe la punta del dedo índice y el dedo medio de la mano derecha en el entrecejo, el dedo anular y meñique en la fosa nasal izquierda y el pulgar en la fosa nasal derecha. Con el anular y el meñique abra y cierre la fosa izquierda y con el pulgar la fosa derecha. Luego inhale por la fosa izquierda y suavemente presione por esa misma fosa con el anular y el meñique. Quite el dedo pulgar por la fosa derecha, exhalando por la derecha. Repita estas operaciones durante nueve ciclos, manteniendo los ojos cerrados y continuando con respiraciones largas y profundas durante todo el proceso. Así, se relaja la mente y se prepara el cuerpo para un estado meditativo. Los beneficios de esta limpieza de los canales de energía son:

- Trabaja de forma terapéutica para la mayoría de los problemas de circulación o respiratorios.
- Libera eficazmente el estrés acumulado en la mente y en el cuerpo y a la vez lo relaja.
- Ayuda a armonizar el hemisferio izquierdo y derecho del cerebro, los cuales están relacionados con la parte lógica y emocional de nuestra personalidad.
- Ayuda a purificar y equilibrar los nadis, canales de energía sutil, asegurando de este modo el flujo de prana (fuerza vital) a través del cuerpo.
- Mantiene la temperatura del cuerpo.

La respiración Ha

El Ho'oponopono es una ancestral técnica de sanación espiritual propia de la tradición hawaiana que promueve la paz interior, mediante la observación del perdón y la reconciliación. Este sistema, ideado por la sanadora Mornah Nalamaku Simeona, nos ayuda a liberarnos de las memorias negativas que atentan contra la serenidad y el equilibrio de las personas. Uno de los recursos que utiliza esta técnica, y que puede aplicarse en la terapia de polaridad, es la respiración Ha o respiración consciente, que ayuda a reducir el estrés y el cansancio. La respiración Ha ayuda a renovar la energía vital, limpiar el aura y las memorias negativas. En el plano físico, se asegura que este ejercicio mejora la circulación sanguínea, elimina toxinas, y fomenta un estado de relajación corporal.

Los beneficios de esta respiración son varios:

❏ Es un ejercicio energizante, relajante y divertido de hacer en grupo.

❏ Abra el pecho, los hombros, la respiración y el diafragma.

❏ Genera alerta y claridad de pensamiento.

❏ Es bueno para los casos de hombros hundidos.

❏ Equilibra lateralmente el principio aire.

El primer paso es sentarse en una silla o sillón, con la espalda recta y los pies descansando en el suelo. Elija la postura que le genere mayor comodidad, descanse sus manos sobre sus rodillas, con las palmas hacia arriba. Una las puntas de los dedos pulgar e índice de la mano izquierda, formando un círculo, mientras los dedos restantes permanecen libres. Después, realice la misma figura con los dedos pulgar e índice de la mano derecha, uniendo la punta de ambas extremidades en el interior del primer círculo, como si fuera un ocho horizontal, el símbolo del infinito.

Realice una inspiración y cuente hasta siete, reteniendo el aire. Ahora, espire contando de nuevo hasta siete. Cada una es un ciclo de respiración Ha.

❏ Siéntese cómodamente en el suelo y coloque las plantas de los pies en el suelo con la espalda recta.

❏ Coloque sus manos con los dedos índice y pulgar juntos (como el signo de ok) y entrelácelos formando un ocho infinito.

❑ Realice una respiración y al tomar el aire mentalmente cuente hasta siete. Retenga el aire con otro conteo de siete y expulse el aire con el mismo ritmo.

❑ Repita el proceso por nueve respiraciones en total.

La dieta

El doctor Stone recomendaba tomar por las mañanas un depurativo hepático, para que el hígado se limpie y tenga un funcionamiento normal. Ese depurativo hepático consiste en una mezcla a base de una a tres cucharadas de aceite de almendras o de oliva, añadiendo zumo de lima o de limón. Se puede añadir esta mezcla a media taza de agua caliente, zumo de naranja, de granada o de piña.

Mediante una dieta depurativa se eliminan los elementos tóxicos y se capacita a los órganos para trabajar en un ambiente saludable. El doctor Stone propone una dieta depurativa y reductora especialmente adecuada para los enfermos crónicos y para los desajustes del organismo. Al «limpiar» el cuerpo, se eliminar cualquier elemento que origine el bloqueo del campo energético, de manera que se conservan adecuadamente los tejidos y órganos del cuerpo.

La dieta de polaridad puede realizarse en cualquier ocasión, pero está especialmente indicado en casos de estreñimiento, hipertensión, reumatismo, gota, inflamaciones o procesos tóxicos en general.

El desayuno

La dieta debe consistir en fruta fresca, ya sean manzanas, peras, naranjas, granadas, melocotones o uva.

Tras la ingesta de frutas beba media taza de zumo de jengibre recién exprimido, combinado con una taza de agua caliente en la que se hayan dejado en remojo durante toda la noche en remojo dátiles, pasas de uva o higos. Añada tres cuartas partes de semillas y algunas pasas de uva o plátano.

El alcohol proporciona una falsa sensación de bienestar, pero es muy perjudicial para el organismo, ya que a esa falsa sensación le puede seguir un estado depresivo, acidez en el estómago, embotamiento en el cerebro, etc. Además, es muy perjudicial para el hígado y los riñones.

Entre comidas puede tomar un zumo de naranja recién exprimido, sus azúcares se digieren y asimilan fácilmente. O bien un té de polaridad compuesto de:

- 2 cucharadas de linaza
- 1 cucharada de semillas de anís.
- 1 cucharada de semillas de fenogreco.
- 3 jengibres frescos o secos, pelados y cortados en trocitos.
- Hojas de de hierbabuena fresca.
- Hojas de menta fresca.

La comida

Debemos recurrir a las verduras hervidas o cocidas, al vapor o bien al horno. Además se pueden ingerir germinados o semillas, que conservan todo su valor alimenticio si se comen crudos.

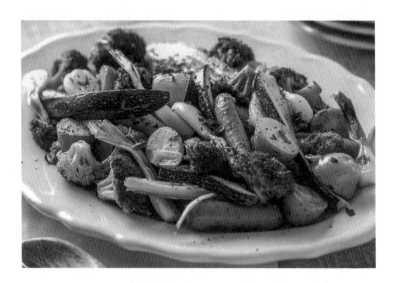

Las legumbres son ricas en proteínas, con valores similares e incluso mayores que los de la carne o los huevos. El queso también es rico en proteínas y puede usarse en cualquier comida, además contienen enzimas fundamentales para la digestión, y no debe cocinarse ni hornearse, pues pierde su valor. De ahí que sea un componente ideal para ensaladas y frutas frescas.

- Vegetales al vapor o al horno.
- Germinados que nos aportan gran cantidad de proteínas, necesarias para el organismo y de fácil asimilación.
- Fruta fresca.
- Algas marinas, wakame, nori, hiziki.
- Frutos secos.

- No ingerir líquidos durante las comidas, ya que estos diluyen los jugos gástricos y retardan la digestión.

La cena

Debe ser ligera y tomarse pronto, unas horas antes de ir a dormir, con el fin de que pueda hacerse la digestión. Y debe ser ligera, ya que las cenas pesadas no son nada buenas para la salud, engordan, etc.

Se puede tomar una combinación de fruta fresca y leche caliente, lo que servirá para aquellas personas con carácter enfermizo, que padezcan trastornos digestivos o insomnio. Para las personas que necesitan un mayor aporte calórico, porque realizan un trabajo que les requiere un esfuerzo suplementario, pueden acompañar las frutas con un potaje de avena o trigo al que pueden agregar miel, pasas de uva o dátiles.

No es recomendable tomar nada frito ni cocido en ningún tipo de grasa, porque ello provoca la fermentación de los alimentos en el interior del organismo y por tanto episodios de indigestión.

Se puede agregar una cucharada de aceite de oliva crudo en las comidas o aceite de sésamo, y condimentar con limón. Y recuerde, no hay que beber agua fría ni té helado, porque ello retrasaría la digestión. Es preferible añadir unas gotas de zumo de jengibre, lo que realzará el gusto de la comida y favorecerá la digestión.

Las frutas dulces combinan bien con los cereales, y no hay que combinar ácidos con almidones, porque la mezcla produce fermentación y ello dar como consecuencia la temida artritis o reumatismo.

Los alimentos prohibidos o poco recomendables son:

- Lácteos, granos y derivados, como por ejemplo el aceite de maíz, tahín, etc.
- Las lentejas y las legumbres solo pueden comerse en forma de germinados. Tampoco son muy recomendables sus derivados: soja, miso, tofu, tamari, etc.
- Azúcar. La miel se puede tomar, excepto por la mañana.
- Café (incluyendo el descafeinado), té y tabaco (es un buen momento para dejarlo).
- Alcohol y drogas (ni aspirina).
- Féculas (patatas, arroz, pan, cereales...)
- Alimentos enlatados o congelados.
- Sal. Se puede usar kelp o similares.
- Carne (incluyendo el pollo y el pavo), pescado o huevos
- Y si es posible, utilizar utensilios de cocina que no sean de aluminio.

Al ser una dieta depurativa los primeros días suelen ser complicados, especialmente para las personas que no están acostumbradas. A partir del tercer día se puede sentir cierto bajón y alguna molestia. A partir de aquí se empiezan a percibir los beneficios, se puede empezar a notar mayor capacidad de percepción, menos pesadez física y mental, etc. La dieta se ha de mantener un mínimo de diez días para sentir sus efectos. Para volver a la dieta habitual se debe hacer de manera progresiva, comiendo un poco de arroz blanco el primer día y luego ir aumentando las cantidades y la tipología de los alimentos.

Ejercicios para activar los distintos elementos

Las posturas corporales organizan la polaridad de los campos de energía, poniéndolos en acción, a partir del balanceo con estiramiento que estimula y combina la polaridad con el esfuerzo físico, la fuerza de gravedad y la atención mental.

Cómo equilibrar el elemento aire

Con estos ejercicios se logra fortalecer el cuerpo energético y crear una base estable. Pero sus beneficios van más allá: se consigue asentar el suelo pélvico, se fortalece la parte superior de la espalda, los hombros y las áreas escapulares, se tonifican los músculos de las piernas y de liberan las articulaciones de las rodillas.

La atención debe ponerse en la respiración, que debe ser natural, o en el área superior de la espalda y los hombros.

Separe sus talones a una distancia algo más grande que el ancho de sus hombros. Descanse sus manos sobre sus rodillas, con los dedos en la parte más interna. Doble las rodillas de manera que el cuerpo descienda un tanto y estire sus brazos de manera que sus hombros vayan hacia sus orejas. Sienta la tensión a través de los hombros y los muslos. En todo momento las piernas deben estar rectas.

Trate de hacer rebotar su cuerpo, permitiendo que sus glúteos suban y bajen flexionando las rodillas, trabajando los muslos, los glúteos y los músculos de los hombros. Dirija la inhalación hacia su interior, permitiendo que trabaje el suelo pélvico.

Luego, y desde la misma posición, siga respirando naturalmente y balancee su cuerpo de lado a lado trabajando las piernas.

Ahora, trate de girar el hombro izquierdo tanto como pueda, hasta que sienta un estiramiento bajo la escápula. Para llevar un poco más allá es estiramiento, trate de girar la cabeza mirando hacia su pie izquierdo, permaneciendo cinco segundos en esta postura, balanceándose y rebotando. Toda la tensión debe sentirse en el área de los hombros.

Con el hombro izquierdo ligeramente inclinado hacia delante, gire su cabeza sobre su hombro derecho, mirando al punto más alto de la pared. Practique el balanceo en esta posición, soltando el área de sus hombros. Para los que no están iniciados puede ser difícil mantenerse en esta postura, por lo que no deben tratar de ir más allá de treinta segundos al principio, alargando el tiempo hasta un máximo de dos minutos.

Cómo equilibrar el elemento agua

Estire lentamente los músculos de piernas y glúteos, tratando de fortalecerlos al llevarlos a la posición de cuclillas. Los beneficios de esta postura son evidentes: se consigue aliviar el dolor de espalda, se favorece la digestión y se estiran las pantorrillas.

De pie, con los talones un tanto separados, extienda los brazos hacia delante con el fin de buscar el equilibrio. Suba y baje su cuerpo, doblando las rodillas y sintiendo la tensión en las pantorrillas. Se puede facilitar el trabajo muscular poniendo unas pequeñas alzas sobre los talones, lo que facilitará el trabajo (y la elasticidad) de los tendones. Al levantarse, ponga sus manos sobre las rodillas.

Cómo equilibrar el elemento fuego

Se trata de un ejercicio que favorece la digestión a nivel físico, y libera las frustraciones en el plano emocional.

Descanse sus manos en su barbilla, con los codos descansando en las rodillas. A continuación inhale profundamente desde el abdomen, hinchándolo en la medida de lo posible. Exhale con un fuerte rugido, como si fuera un león, contrayendo los músculos abdominales.

Al equilibrar la energía fuego se está liberando el enojo y, de paso, se calienta el cuerpo. Con los pies en paralelo, a la misma altura que los hombros, y con las rodillas ligeramente flexionadas, entrelace sus manos y llévelas por encima de su cabeza al tiempo que inhala y llena sus pulmones. Exhale y lleve sus manos hacia delante, de manera que el cuerpo siga en movimiento. Trate de mantener el cuerpo relajado en todo momento.

Cómo equilibrar el elemento tierra

Se trata de realizar un estiramiento lateral en cuclillas que será muy beneficioso para su columna vertebral. Al mismo tiempo, conseguirá liberar los músculos y los ligamentos que unen las vértebras cervicales y dorsales.

Trate de percibir qué resistencias atenazan su cuerpo, respirando naturalmente. Lleve su mano al área opuesta que desea liberar. Por ejemplo, ponga su mano en la parte de atrás de su cabeza, sobre el lado que va a ser liberado, con los dedos extendiéndose sobre esa parte del cuello. Voltee su cabeza hacia ese lado y relájela a continuación.

Aplique una presión suave sobre la cabeza y estira la columna, inhalando y exhalando. Balancee el cuerpo para ayudar a liberar tensiones y realice el ejercicio dos veces en cada lado.

Cómo equilibrar el elemento éter

Siéntese en el suelo, coloque las plantas de sus pies en el suelo y llévelas hacia sus glúteos. Relaje el cuello de tal manera que la cabeza pueda descansar sobre su pecho. Lleve sus manos hasta la parte posterior del cuello, de manera que queden entrelazados los dedos y que los codos cuelguen a ambos lados y toquen la parte interna de los muslos. Sienta así cómo se estira la columna vertebral.

Mantenga su espalda lo más recta posible y estire sus brazos con las manos aún entrelazadas sobre su cuello. Sienta la calidez que lo rodea, escuche los sonidos a su alrededor, trate de establecer una conexión con la naturaleza e imagínese en un día soleado.

Bibliografía

Guay, Michelle, *La autopolaridad. Terapia de polaridad,* Grupo editorial Tomo.

Muller, Mary Louise y Chitty, John, *Terapia de polaridad. Ejercicios energéticos*, Gaia Ediciones.

Sills, Fanklyn, *El proceso de la polaridad. La energía como arte de curación*, Editorial Humanitas S.L.

Stone, Randolph, *Terapia de polaridad,* Paidós.

Stone, Randolph, *Construyendo la salud*, Paidós.

En la misma colección

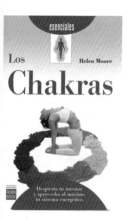

LOS CHAKRAS
Helen Moore
Despierta tu interior y aprovecha al máximo tu sistema energético.

Los Chakras son siete centros energéticos situados en el cuerpo humano. Su conocimiento nos llega a través de la cultura tibetana forjada a través de la experiencia personal de los maestros de Shidda Yoga. La energía del cosmos atraviesa nuestro cuerpo trabajando en esa red de centros energéticos sutiles. Los chakras captan esa energía del ser humano y la hacen circular hacia el macrocosmos. Los chakras nos conectan con nuestro mundo espiritual y de su equilibrio depende en buena medida nuestra salud. De nuestra capacidad para leer las señales de estos centros de energía y rectificar o corregir su trayectoria dependerá que podamos evitar determinados trastornos.

PNL
Clara Redford
Una guía práctica y sencilla para iniciarse en la programación neuroligüística

Con este libro descubrirá las técnicas básicas para comprender y practicar la programación neurolingüística en la vida diaria. La PNL es un método eficaz que trabaja el lenguaje para influir en los procesos cerebrales y una poderosa arma para realizar cambios en la vida, ya que gracias a este método cualquier persona puede desarrollar todas y cada una de las capacidades ocultas. Este libro es una guía práctica para realizar una serie de ejercicios que le servirán para (re)conocerse y poder cambiar así modelos de conducta mental y emocional por otros que le darán una mayor armonía y equilibrio.

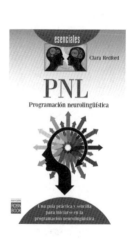

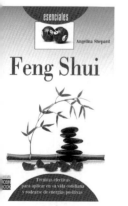

FENG SHUI
Angelina Shepard
Técnicas efectivas para aplicar en su vida cotidiana y rodearse de energías positivas

Feng Shui es una antigua ciencia desarrollada en China que revela cómo equilibrar las energías de un espacio para asegurar la salud y la buena fortuna de las personas que lo habitan. Este libro es una extraordinaria introducción muy práctica y sencilla a las formas de ubicación del Feng Shui. Aprenda a descubrir las técnicas de purificación para transformar su hogar en un espacio sagrado y distribuir los diferentes elementos de la casa para alcanzar el máximo bienestar.

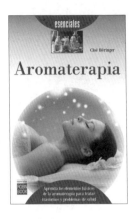

AROMATERAPIA
Cloé Béringer

Este libro es una invitación para adentrarse en el mundo de las esencias naturales que se extraen a través de las plantas. Cuando todo a nuestro alrededor transcurre muy rápido, cuando el entorno se vuelve cada día más exigente, parece obligado tomar un respiro y abandonarse a un tratamiento natural como este para restablecer nuestro equilibrio y armonía. Con la lectura de esta guía el lector conocerá las propiedades (analgésicas, antibióticas, antisépticas, sedantes, expectorantes o diuréticas) de cada una de las diferentes plantas de las que se pueden extraer los aceites esenciales y los beneficios físicos y psicológicos que se pueden derivar.

AYURVEDA
Thérèse Bernard

El método de salud más antiguo del mundo. Así es como se define el ayurveda. Desarrollado en la India hace ya más de 6.000 años, su nombre significa "conocimiento o ciencia de la vida". En efecto, se trata de crear equilibrio y fortalecer al tiempo las capacidades curativas del cuerpo humano. Su modo de abordar la salud desde un punto de vista holístico, esto es, integral, lo convierte en un método diagnóstico que tiene en cuenta todos los aspectos de la vida de una persona. Este libro es una introducción a la ciencia ayurvédica que le ayudará a desarrollar una mayor sensibilidad hacia su cuerpo, entendiendo la enfermedad pero también su origen. De modo que pueda conocer los aspectos físicos, psicológicos y espirituales de cada patología.

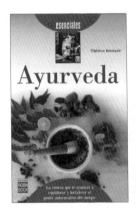

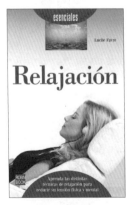

RELAJACIÓN
Lucile Favre

La relajación es un estado natural que nos proporciona un descanso profundo a la vez que regula nuestro metabolismo y nuestra tensión arterial. Pero llegar a ese estado es difícil debido al ritmo de vida al que nos vemos sometidos. Las técnicas de relajación liberan nuestras tensiones, tanto musculares como psíquicas, facilitan el equilibrio y nos proporcionan paz interior. Llegar a ese estado de bienestar y tranquilidad requiere tiempo y una cierta práctica. e ahí que este libro combine la exposición de los principales métodos contrastados para relajarse con una serie de ejercicios muy útiles que pueden conducirte a esa calma tan deseada.

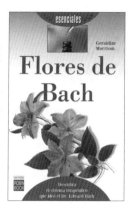

FLORES DE BACH
Geraldine Morrison

¿Sabía que los desequilibrios emocionales pueden tratarse con esencias florales? Son las llamadas Flores de Bach, un conjunto de 38 preparados artesanales elaborados a partir de la decocción o maceración de flores maduras de distintas especies vegetales silvestres. En efecto, emociones y sentimientos como la soledad, la timidez, la angustia, la intolerancia o el miedo pueden combatirse cuando perturban nuestro ritmo diario y trastocan nuestro equilibrio. Este libro reúne los conceptos fundamentales del sistema terapéutico ideado por Edward Bach con la finalidad de que cualquier persona pueda recuperar la armonía del cuerpo y de la mente a favor de un mayor bienestar.

PILATES
Sarah Woodward

Experimenta un nuevo estilo de vida y una nueva manera de pensar con el método Pilates, sin duda algo más que una serie de ejercicios físicos. Tal y como lo define su creador, Joseph Pilates, «es la ciencia y el arte de desarrollar la mente, el cuerpo y el espíritu de una manera coordinada a través de movimientos naturales bajo el estricto control de la voluntad». El método Pilates propone otra forma de realizar el trabajo muscular, dando un mayor protagonismo a la resistencia, la flexibilidad y el control postural. La mayoría de ejercicios se realizan mediante una serie de movimientos suaves y lentos que se consiguen a través del control de la respiración y la correcta alineación del cuerpo.

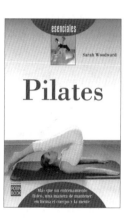

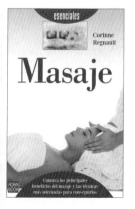

MASAJE
Corinne Regnault

Entre otros beneficios, el masaje facilita la eliminación de toxinas, activa la circulación sanguínea y linfática y mejora el aporte de oxígeno a los tejidos. También es útil para aliviar el estrés y estados de ánimo negativos, pues estimula la producción orgánica de endorfinas. Es, posiblemente, una de las herramientas terapéuticas más antiguas que ha empleado el ser humano para tratar estados de dolor. Y tradicionalmente se ha utilizado para aliviar o hacer desaparecer las contracturas y la tensión muscular. Este libro es un manual de uso básico que repasa los principales métodos utilizados para realizar un buen masaje y explica de manera muy práctica los pasos a seguir para realizarlo.

Títulos de la colección Esenciales:

***

¿Quieres saber cuáles son los 15 alimentos que te van a hacer dormir mejor?
entra en:
http://redbookediciones.info/
e introduce el código
REGALO33